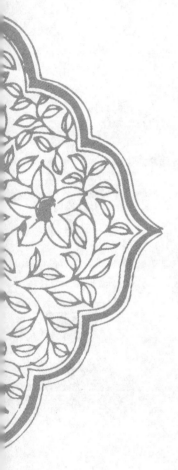

ZANGFULUN——ZHONGYI LILUN HEXIN

"全国名老中医许自诚传承工作室"资助出版

脏腑论
——中医理论核心

主编 ◎ 许自诚

编委 ◎ 张 炜 虎 勤 孙其斌

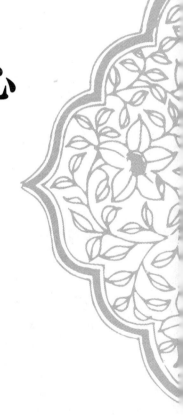

甘肃科学技术出版社

图书在版编目（CIP）数据

脏腑论：中医理论核心 / 许自诚主编． -- 兰州 ：
甘肃科学技术出版社，2019.8（2021.9重印）
ISBN 978-7-5424-2685-7

Ⅰ.①脏… Ⅱ.①许… Ⅲ.①脏腑 — 理论研究 Ⅳ.
①R223.1

中国版本图书馆CIP数据核字(2019)第172645号

脏腑论——中医理论核心

许自诚　主编

责任编辑　陈学祥
封面设计　麦朵设计

出　版　甘肃科学技术出版社
社　址　兰州市读者大道568号　730030
网　址　www.gskejipress.com
电　话　0931-8125103(编辑部)　0931-8773237(发行部)
京东官方旗舰店　https://mall.jd.com/index-655807.html

发　行　甘肃科学技术出版社　　印　刷　三河市华东印刷有限公司
开　本　787毫米×1092毫米 1/16　印　张　8.75　插　页　2　字　数　160千
版　次　2019年8月第1版
印　次　2021年9月第2次印刷
印　数　3001~3750
书　号　ISBN 978-7-5424-2685-7　定　价　48.00元

自　序

我写《脏腑论——中医理论核心》这本书的意愿，一方面是为了总结从事中医和中西医结合工作 60 多年来，在教学、医疗、科研方面的经验及学术思想，使之传承下去，并希创新，利于后学者较好地解除患者的病痛。若后学者再与《许自诚中西医结合理论与经验集》(2013 年 6 月，甘肃科学技术出版社)合看，更有利于诊治疾病，为人类健康事业做出贡献。另一方面，是为了向壮丽的新中国成立 70 周年及母校兰州大学建校 110 周年献礼，借此感谢党、国家及学校对我多年来的培育之恩。

在编写过程中，著者始终以毛泽东主席"要以西方的近代科学来研究中国传统医学的规律，发展中国的新医学"的指示精神，将中医理论体系的核心——脏腑学说，提高到规律性的水平，并使其走近现代科学。紧紧围绕着中医理论核心脏腑，论述自己的观点。可以说《脏腑论》是著者 60 年来研究中医理论技心——脏腑的总结。在选用论点上，不论历代或近代中医学家，凡具有较好的临床指导价值者选，否则不选。对有独到见解、新的发现、远见卓识者，给予重笔点赞，希望能达到普及、提高的双重目的。说理尽量透彻，文字力求浅显易懂，便于一般中医和初学中医的西医医生，阅读时一目了然，并指出一条防治疾病的路径，而不仅是如何处方用药。对著者的《十二经验方》的应用，读者可采用拿来主义的现点，只要辨证准确，并结合现代医学的辨病诊断，或可起到事半功倍之效；为了便于研究中医和中西医结合工作者查阅，书中所引用的原文，尽量写明了出处。

编写后重读，深感内容不足，主要是因自己对我国几千年来积累而遗留下的浩瀚若海、宝贵的中医文化，知之甚少；其次，是因自己年事已高(今年 95 岁)，文字不简练，又患视神经萎缩而视力锐减，有些部分，不得不采用口述方式，由徒弟整理而成。总之，思维和精力均感不足；同道们和读者在阅读时，若发现有些地方有重复现象、错误之处，敬请谅解并批评指正。

在本书即将出版之际，得到了甘肃中药大学党委书记李应东及兰州大学第一医院党委书记赵社文的鼓励、支持以及甘肃中医药大学附属医院庞燕科长的热情帮助；兰州市城关区人民医院把祖霞主治医师参与编写，对他们均表示诚挚的谢意。

许自诚于兰大一院恬静斋

2019 年 5 月 10 日

目　录

上篇　脏腑论的核心

中篇　脏腑论的主要观点

下篇　脏腑论与中西医结合

上篇　脏腑论的核心

第一章 脏腑论的概念

脏腑论是由脏腑学说发展而来，是脏腑学说的进一步研究和论述。

脏腑学说，是以五脏为中心，以"心"为主导，以经络为联系，使人体成为一个统一的整体，研究和阐述人体各脏腑及其相关组织、器官的生理功能，病理变化，疾病的预防和治疗，以及与自然环境、社会环境相互联系的学说。它是指导中医临床各科辨证论治的理论基础。

精、气、血、津液的化生、输布作用，及其相互之间的关系，说明了它们既是脏腑功能活动的产物，又是脏腑机能活动的物质基础。其中气、血，更是关系到人体生命的延续和死亡的关键。正如《素问·调经论》说："人之所有者，气与血耳。"俗语说，呼吸、心跳停止了，人的生命也就终止。临床上气血相关的病较多，我们应注意研究气血相关论及其临证的应用。

20世纪50年代（1958年），著者响应毛泽东主席提出的"西医要学习中医"的指示，受兰医一院（现兰大一院）党委委派，去武汉参加卫生部在湖北中医学院（现为湖北中医药大学）举办的"西医离职学习中医研究班"，系统学习中医。三年后，于1961年毕业前夕，在一次卫生部视察西医学习中医汇报会上，根据"系统学习，全面掌握，整理提高"的精神，以"继承而发扬、返本以开新"，中西医两种思维对比的研究思路发了言。之后，受命于卫生部撰写论文。由著者率先构思，与张大钊、李瑞教授提出了"脏腑学说是中医理论体系的核心"的学术观点。1962年，我们撰写了《从脏腑学说来看祖国医学的理论体系》一文，刊登于《人民日报》《健康报》，论文正式发表于当年的《中医杂志》。该文明确提出，中医有一套完整的理论体系，脏腑学说是中医理论体系的核心的学术观点。

脏腑学说发表后，引起我国中医界和西医学习中医同仁们的较大反响，全国展开了热烈的讨论，得到了广泛的认同和补充，对中医政策的正确贯彻也起到了好的作用，故受到了卫生部领导的重视和肯定，并授了奖。

此后，著者矢志不渝地以该核心为主旨，继续不断地深入研究。1984 年，脏腑学说被收入《中国医学百科全书·中医基础理论》。至今 58 年，这一理论经受住了历史的验证。脏腑学说现已成为中医临床各科辨证论治的理论基础，成为指导撰写中医学院教材，开展中医理论和中西医结合研究的参考依据。

第二章　脏腑论源于《黄帝内经》

一、脏腑是人体内脏的总称

脏腑是中医学对人体内脏的总称，通常称五脏六腑。五脏是心、肝、肺、脾、肾。六腑是胃、胆囊、小肠、大肠、膀胱、"三焦"。五脏六腑的名称，首见于《黄帝内经·灵枢·本脏篇》。"三焦"是一个大腑，分上焦、中焦和下焦，包括整个五脏六腑，正如明代中医学家张景岳说："躯体之内，包罗脏腑，一腔之大腑也。"上焦包括心肺，中焦包括脾胃，下焦包括肝肾及大小肠膀胱等。

《黄帝内经》中涉及论述脏腑的问题共 92 篇，其中《素问》占 53 篇，《灵枢》占 39 篇。

二、"心"（指大脑）是人体五脏六腑的主导调控中心

《素问·灵兰秘典论》记载了脏腑为核心，以"心"（实指大脑）为主导的主要基本观点，各脏腑发挥各自的生理功能，且相互联系，使人体内部形成了一个统一的整体。"心者，君主之官也，神明出焉。肺者，相傅之官，治节出焉。肝者，将军之官，谋虑出焉。胆者，中正之官，决断出焉。膻中者，臣使之官，喜乐出焉。脾胃者，仓廪之官，五味出焉。大肠者，传道之官，变化出焉。小肠者，受盛之官，化物出焉。肾者，作强之官，伎巧出焉。三焦者，决渎之官，水道出焉。膀胱者，州都之官，津液藏焉，气化则能出矣。凡此十二官者，不得相失也。故主明则下安，以此养生则寿，殁世不殆，以为天下则大昌。主不明则十二官危，使道闭塞而不通，形乃大伤，以此养生则殃，以为天下者，其宗大危，戒之戒之。"《灵枢·本神》说："所以任物者谓之心。"任物就是接受事物，反映事物。这些高明的论断，反映了我国古代医学家的原创思维，在公元两千多年前已认识到人类的大脑具有高层次调控内脏的作用，不仅有较高的现代医学科学内涵和指导临床实践的价值，而且有深远的历史性卓越贡献。中医脏腑学说就是在《黄帝

内经》这种思想指导下，由著者提出的。

三、五脏与"五本"的重要关系

"心者生之本，神之处也，其充在血脉。肺者气之本，魄之处也，其充在皮。肝者罢极之本（罢与疲通），其充在筋。肾者封藏之本，精之处也，其充在骨。"（《素问·六节脏象论》）。又《宣明五气篇》说得更明确："心主脉，肺主皮，肝主筋，肾主骨。""脾主身之肌肉"（《痿论》），又"主四肢"（《太阴阳明论》）。"胃者，五脏六腑之海也，水谷皆入于胃，五脏六腑皆禀气于胃。"（《灵枢·五味》）

四、五脏与经络的络属关系

五脏与六腑因经络的络属关系，之间形成了表里关系，如"心与小肠，肺与大肠，肝与胆，脾与胃，肾与膀胱，心包与三焦"（《灵枢·经脉篇》）。

五、五脏与五窍的关系

肺开窍于鼻，心开窍于舌，脾开窍于口，肝开窍于目，肾开窍于耳，又开窍于二阴（指尿道和肛门）（《素问·金匮真言论》）。

五脏与体表组织器官之间这种密切的联系，使身体各部成为一个相互联系的有机整体。

六、五脏与人体的生理过程的关系

《素问·上古天真论》对人体的生长、发育、衰老、死亡全过程的记载：以女子七岁、男子八岁为年龄段，根据脏腑机能的衰退顺序做了惊人的论述，最后以"肾藏衰，形体皆极"而死亡。《灵枢·天年篇》以十岁为年龄段，又做了精辟的论述，最后以"五脏皆衰，神气去，形骸独居而终"。古代中医学如此言简意赅、具体地论述了人体一生的生理过程，在现代医学上也属罕见，是极其宝贵的医学资料，具有历史价值和临床指导意义。

七、五脏与疾病病因的关系

《黄帝内经》对风、寒、暑、湿、燥、火"六淫"致病，喜、怒、忧、思、悲、恐、惊"七情"致病，都有详论。如《素问·至真要大论》以五脏联系自然界风、寒、火、湿、燥等的属性和特征，论述了中医的主要病因及其病机十九条，为中医理论核心脏腑论的病因病机打下了初步的基础。

八、五脏与人体强弱和寿命的关系

五脏的强弱，直接关系着人体的强弱和寿命的长短。《灵枢·脉要精微》记载："夫五脏者，身之强也，得强则生，失强则死。"又《灵枢·天年》谈到"五脏不强，人不能长寿，只能是中寿"。

九、五脏与疾病发病学的关系

中国传统医学的发病学，主要是"因虚致病论"。疾病的发生是由于各种致病因素，如"六淫"、"疠气"、"七情"、饮食不节、劳倦、外伤等等，与机体相互作用，正邪斗争的结果，但其根本原理，却与机体本身的"正气"虚有重要关系。

"正气"与"邪气"之间的斗争，决定着是否发病，决定着疾病的轻、重、发展及转归，但"正气"的强弱在发病学上具有重要的作用。"邪之所凑，其气必虚。"(《素问·刺法论》)"风、雨、寒、热，不得虚，邪不能独伤人。卒然疾风暴雨而不得病者，盖无虚，故邪不能独伤人。"(《灵枢·百病始生篇》)"正气"的含义，是代表人体内五脏六腑及其所属组织的整个生理机能、抗病能力和适应能力。如果正气强，邪气不易侵入，也不易导致成病，即使发病，其病情也较轻。反之，正气弱，邪气强，病邪易于侵入，发病后病情也较重。至于"疠气"的侵入，不论"年老年少强弱，触之即病"，各种外伤（如骨折、创伤)致病，系直接的暴力作用，往往出人意料。

无虚则无一致病。由于脏腑是整体机能的核心，因此，疾病的发病，必与人体内脏腑机能的状态(虚或实)有密切的关系。"五脏皆强者，无病；五脏皆弱者，不离于病。"(《灵枢·本脏论》)如高血压病的肝阳上亢型的发生，必先由于肾阴虚，或肝肾阴虚的基础上改变了肝肾之间的平衡、协调状态而发生。"最虚之处，便是容邪之地也。"说明在人体内部脏腑中，若无肝、肾二脏的阴虚，肝阳上亢型高血压也不会发生。"六淫"致病因素，侵犯人体发病，也还是通过改变受邪脏腑机能的状态而成的。

疾病的发展过程，也是邪正斗争的过程。疾病的发展，一般可分为初、中、后三期。在初、中期，由于"正气"强，"邪气"也盛，表现多为实证。后期，由于正气弱，多表现虚证。在伤寒、温病等外感病中病情更较明显。伤寒在太阳、阳明和少阳三阳阶段，属初、中期，证情多为实热证，在病邪入太阴、厥阴、少阴三阴阶段，属后期，"正气"弱，抗病力弱，证情主要是虚证。温病，邪在卫分，或上焦、中焦阶段，属病的初、中期，实证、热证多，一旦病邪传入营分、血分，或深入下焦肝、肾，正气逐渐由强转弱，病属后期。如果进一步发展至阴精耗竭，阳气失于依附，阴阳离绝，生命也就危在旦夕。

疾病的转归。在疾病的发展过程中，由于正、邪之间的斗争与正确的治疗关系，"正气"胜于"邪气"，受病脏腑、经络及其气血的机能迅速恢复，疾病也难于传变，病程短，易于痊愈。如果"正气"不能抗邪，"邪气"胜于"正气"，脏腑、经络、气血功能障碍日趋严重，病邪危害程度不断增加，病势发展快，传变迅速、广泛、预后差。

总而言之，疾病的发病学，关键在于"正气"的强弱，与正邪力量的对比有关。"正气"的强弱(包括脏腑机能的虚实状态)决定着疾病的发生、发展和转归，但与治疗的关系很大。"正气"虚则邪凑，疾病便发生。"正气"虚，"邪气"盛，病邪便深入，"正气"虚极，"邪气"继续增强，疾病便恶化，预后不好，甚至死亡。"正气"如此重要，它的实质经现代的研究结果，主要指人体的免疫功能。

第三章 脏腑的主要生理功能

脏腑是中医学对人体内脏器官的总称。脏腑,主要指五脏六腑,五脏即心、肝、脾、肺、肾。六腑指胃、胆囊、小肠、大肠、膀胱、三焦。现将五脏六腑的主要功能简述如下:

一、五脏

(一)肝

肝主藏血;主疏泄;主筋爪;主目窍;主怒等生理功能。

肝藏血,是指肝脏具有贮存血液和调节血量的功能。人体各部分的血液流量常随着人体的活动、情绪的变化、外界因素的影响而有所改变。如《素问·五脏生成篇》说:"人卧血归于肝",正如王冰注解说:"肝藏血,心行之,人动则血运于诸经,人静则血归于肝脏。"正说明了肝具有贮藏血液、调节血量的生理功能。

肝主疏泄,是指肝脏具有疏通气机或畅达气血运行的功能。肝所以主疏泄,是由于肝具有主生发、喜条达的生理特性。肝主疏泄,主要表现在消化方面,是指肝内分泌胆汁,而胆汁又参与胃肠熟腐水谷、消化食物(主要指脂肪类食物),同时也可以增加胃肠蠕动。

肝主筋爪。筋,是联络关节、肌肉,主司运动的组织(实指韧带)。正如《素问·五脏生成篇》说:"诸筋者皆属于节。"筋的收缩、弛张,可使骨节运动自如。《素问·五脏生成篇》说:"肝之合筋,其荣爪也。"(爪实指手指甲脚趾甲)肝血的盛衰,影响筋的活动,也可影响爪甲的荣枯。肝血充足,则筋力健壮,爪甲坚韧,透红光泽;肝血不足,则筋爪乏力,爪甲软薄,枯而无光泽,甚至变形脆裂。

肝主风,与肝血的关系密切。如肝血不足,可以出现头晕、肢体麻木、震颤,也可出现抽搐、足弓反张,称为"肝风内动"。正如《素问·至真要大论》所说:

"诸风掉眩，皆属于肝""诸暴强直，皆属于风"。高烧患者，出现抽搐、足弓反张等现象，也与肝血（或肝阴）的耗损有十分密切的关系，导致热极生风的病理变化。

肝主目窍，《素问·金匮真言论》说："肝开窍于目。"肝之经脉又上连目系，因此，可以说肝主视觉。《五脏生成篇》说："肝受血而能视"，《灵枢·脉度》又说："肝气通于目，肝和则目能辨五色。"肝主藏血，所以人的视觉正常，目光炯炯，能视万物，辨别五色，全赖肝血的濡养。肝血不足，则视物不清，或为夜盲；肝阴不足，则两目干涩；肝火上炎，可见目赤多眵；肝阳上亢，可见头晕目眩；肝风内动，可见目斜上吊等。故临床上所见的眼病，多从治肝入手，常常收到显著的疗效。

肝主怒，与情志活动有关系。情志活动指情绪的变化，也是人的大脑对客观事物的反映。肝主怒，也与肝的虚实状态有关，正如《黄帝内经》所说"肝气虚则恐，实则怒"。

（二）心

心主血脉；心主全身之血脉；心开窍于舌。

心主血脉，是指心脏有主管血脉及推动血液在经脉内运行的作用。《素问·痿论》说："夫脉者，血之府也。"《灵枢·本脏》说："经脉者，所以行气血而营阴阳。"明代医学家李梴在《医学入门》中说："人心动，则血行于诸经。"这些论述，说明心脏是全身血脉的总枢纽。血脉是血液运行的道路，通过心脏将气血运行于周身。我们体会到血液在血管中运行不止，主要靠心气的作用。心气的强弱，与血液的通畅，以及脉象的变化都有关。如果心气正常，血液流通无阻，可以出现正常的脉象。心气弱或阴血少则血流不畅，出现脉沉细、微、弱，甚至发生气血瘀滞。临床上见到的冠心病、心绞痛，正是由于心气推动血液力量不足，出现心脉瘀阻，著者治疗时采用生脉冠心Ⅱ号中药，即补心气为主的基础上加活血化瘀的药品，往往可收到较好的疗效。如仅用活血化瘀的药品，虽然有一定的止痛作用，但患者的气短不能解决。

心开窍于舌，《素问·阴阳应象大论》说："心主舌""在窍为舌"，这说明"心"（指大脑）直接指挥着舌的功能活动。所以，舌的形态活动，都是直接由"心"来控制的。临床上见到的舌硬、舌卷、舌歪、语言謇涩、失语等，一般称为"热入心包"。著者认为"热入心包"应改为"邪热扰乱心神"，符合传统中医学的实质，也适合于实际。以上出现的临床症状也可见于现代医学的脑溢血、脑梗死，中医学上记载，也可由"痰迷心窍"所致。

心开窍于舌，与心主血脉的作用有关，可以从舌的颜色来判断。如舌色淡白，多为心血不足；舌色紫黯，或有瘀点、瘀斑，多为"心血瘀阻"所致。

(三) 脾

脾主运化；脾为气血生化之源；脾主统血；脾主肌肉及四肢；脾主口与唇；脾主思。

脾主运化，是指脾有主管饮食物的消化、吸收或运送各种营养物质的功能。脾还有运化水湿的主要作用。脾主健运，是指脾具有正常而强健的运化功能。它的健运功能是依赖于脾气的作用。如脾气弱，就不能健运，临床上可出现食后胃呆、脘腹胀满，尤以下午为甚。脾运化水湿的功能异常，易生四肢水肿或腹水，用健脾利水的方法，如防己黄芪汤合五苓散治疗有效。

脾为气血生化之源，饮食是气血生成的主要物质基础，而饮食的运化则由脾气所管。故有脾为气血生化之源的说法。人体的五脏六腑，全身各个组织器官都因气血的供养而发挥其正常的生理功能。脾化生气血功能正常与否，反映了脾运化功能的强弱。脾的运化功能强健，气血生成充足。反之，脾虚失健，气血虚少，临床上可见面色萎黄，贫血倦怠、心悸、头晕、目眩，妇女出现月经量少甚至闭经等。因此，饮食纳入的多少，与气血生成的关系极为重要。

脾统血，是指脾具有统摄血液在血脉内运行，不致溢于血脉之外的作用。沈月南《沈注金匮》说："五脏六腑之血，全赖脾气统血。"在临床上，我们对患有十二指肠溃疡的一个患者，反复出血(黑便)，患者又不愿手术治疗，我们采用健脾益气加止血的中药治疗后，收到了良好的效果。随访患者三年余，再未发生出血。

脾主肌肉及四肢，《素问·痿论》说："脾主身之肌肉。"《阴阳应象大论》又说："脾生肉。"宋元时期，李东垣著《脾胃论·脾胃胜衰论》说："脾虚则肌肉瘦削。"脾之所以主肌肉，是因脾为后天之本，气血生化之源，脾的运化功能旺盛，可将饮食中的营养物质输送到全身肌肉中去，使其肌肉发达丰满，壮实有力。否则肌肉消瘦，痿软无力。脾主四肢，是因人体的四肢，同样需要脾气运送营养才能维持其功能活动。若脾气健运，输送营养充足，则四肢肌肉丰满，指掌活动自如。反之，若脾失健运，则清阳不布，营养不达四肢，以致肌肉痿软，四肢倦怠无力。临床上我们还体会到全身及四肢肌肉萎缩的患者，除采用健脾益气和促进胃主受纳作用的中药外，应用"久病及肾"的观点，加入一定量的补肾中药，肌肉的萎缩逐渐得到改善。

脾主口与唇，《素问·阴阳应象大论》说："脾主口。"《灵枢·脉度》说："脾气通于口，脾和则口能知五谷矣。"这说明脾与口相通。"脾和"，指脾的健运功能正常，能辨别食物的五味。《素问·宣明五气篇》说："脾为涎"，提示唾液有消化食物的作用，与脾有关。

临床上我们常常以脾主口与唇的理论指导治疗慢性唇炎等疾病。

脾主思，《素问·阴阳应象大论》说："脾在志为思。""思，即思考。"是说与人的精神活动有关。孟子也曾说："心之官则思。"思虑过多，则伤脾。《素问·举痛论》说："思则心有所存，神有所归，气留而不行，故气结矣。"指明思虑产生与"心"有关，脾病是思虑导致的结果。

（四）肺

肺主气，司呼吸；肺主宣发与肃降；肺主皮毛；通调水道；肺主治节，朝百脉；肺开窍于鼻。

肺主气，司呼吸。肺主气，是指肺有主持人体气的功能，包括两个方面：①肺主呼吸之气，为体内外气体交换的场所。吸入自然界的清气（氧气），呼出体内的浊气（二氧化碳）。如此吐故纳新，使体内外的气体不断得到交换，从而保证了人体新陈代谢的运行。②肺主一身之气，主要指全身的气的作用。如《素问·五脏生成篇》所说："诸气皆属于肺"。如果肺主气的功能正常，则气道通畅，呼吸均匀和调。在疾病时，如肺气不足，患者呼吸的功能减弱，少气不足以息，语言低微，身倦无力等气虚不足的症状。由于肺主一身之气的作用，临床上由于呼吸的停止，人的生命也就停止了。所以说，肺主一身之气的论点是很有道理的。

肺主宣发与肃降。肺主宣发，主要是指通过肺气的推动，使卫气津液布散全身，以温润皮肤腠理的作用。《灵枢·决气》说："上焦开发，宣五谷味，熏肤，充身，泽毛，若雾露之溉，是谓气。"肺的功能，还有肃降的作用。宣发与肃降是肺的相辅相成的两个方面。如果二者的功能失调，就会出现肺气不宣或肺失肃降的临床病变，可见咳嗽、喘息、胸胁胀满等肺气上逆症状。

肺主皮毛，开窍于鼻。"皮毛"是指皮肤、汗孔和皮毛的关系。《素问·痿论》说："肺主身之皮毛"。皮毛为一身之外卫，《灵枢·经脉篇》说："太阴者(手太阴肺经)，行气温于皮毛者也。"临床上如果自汗过多，表示卫气不固；如果不太出汗，又表示肺气不宣，卫气强。因肺开窍于鼻，病时有流涕、鼻塞、打喷嚏等症状。肺热时出现鼻翼翕动、鼻出热气。

通调水道，指肺对水的代谢有疏通和调节的作用。《素问·经脉别论》说："脾气散津，上归于肺，通调水道，下输膀胱。"

（五）肾

肾在人体中有重要的作用。生理功能比较广泛，包括肾阴、肾阳两个方面的作用。肾阴包括藏精，肾阳又称命门之火。肾阴对人体各脏腑组织起着濡润、滋养的作用。肾阳对人体各脏腑组织起着温煦和气化的作用，为人体阳气之根本。肾阴、肾阳都是以肾中藏的精气为物质基础。肾与人体的生长、发育、生殖功能有密切的关系。肾阴和肾阳在人体内相互滋生、相互制约，共同发挥肾藏精、主水、主骨、生髓、通于脑、其华在发、开窍于耳和二阴等的生理功能。

肾藏精，即肾主管人体的生长发育和生殖的主要作用。

精，是构成人体的基本物质。也是人体各种机能活动的物质基础。精有先天之精和后天之精两种。《灵枢·经脉篇》说："人始生，先成精。"说明精受命于父母，具有生长、发育和生殖的功能。所以，这种精称为生殖之精，或先天之精，即现代的 DNA 的作用。而后天之精，来源于饮食物的化生而成，通过血脉输送于全身，营养脏腑组织器官，维持人体的生命活动，促进人体的生长发育及延缓衰老。先天之精和后天之精相互依赖、相互为用，共同发挥促进人的生长发育和生殖的功能。

肾主水，是指肾脏有主持和调节人体水液代谢的功能。《素问·逆调论》说："肾者，水脏，主津液。"肾的这一功能主要是靠肾阳气的作用实现的。

临床上，因肺、肾的病变引起的水肿常见，我们就用"肺主宣发""肾主水""主津液"的理论指导，采用发汗利水法和补肾利水法治疗水肿，收到很好的疗效。公元 200 年，张仲景在其所著的《金匮要略·水气病脉症治第十四》中指出："诸有水者，腰以下肿，当利小便，腰以上肿，当发汗乃愈。"这是中医和中西医结合治疗水肿病的一大原则，临床上有极高的指导价值。

肾阳主持水液代谢的主要方式是"升清降浊"，进入人体的水液通过胃的受纳，脾的运化，肺的宣降、通调水道和肾的气化作用，清者上升于肺，布于全身，这个过程叫"升清"；浊者通过肺气的肃降流入肾，再经过肾的气化使浊中之清者发挥其营养作用；浊中之浊者，下注于膀胱而排出体外，这个过程叫"降浊"。

肾主骨、生髓、通于脑，其华在发，开窍于耳和二阴。《素问·宣明五气篇》说："肾主骨。"《阴阳应象大论》说："肾主骨髓。"《灵枢·海论》说："脑为髓之海。"如此看来，肾主骨，肾生骨髓、通脑，脑为髓之海等都与肾有密切的关系。

在临床上，髓海充足，精力充沛，聪敏而多智慧，"髓海不足，脑转耳鸣，胫酸眩冒，目无所见，懈怠安卧。"(《灵枢·海论》)故凡婴幼儿的"五迟"和"五软"病("五迟"，即小儿立迟、行迟、发迟、齿迟、语迟；"五软"，又名软瘫，即头软、项软、手足软、肌肉软、口软)(中医辞典编辑委员会主编《简明中医辞典》，人民卫生出版社，1979年版)，是先天发育不全所致，现在临床上常见的脑瘫患儿，亦属此类病，应从肾着手治疗，古人曾用六味地黄丸加鹿茸治疗。对脑瘫的治疗，现在多采用按摩的方法，经著者观察到，若是专门治疗脑瘫的有经验的医生或专家，只要坚持数月或一年的时间，都有较好的疗效，父母对小儿治疗的坚持是关键。

肾开窍于耳及二阴。耳的听觉功能，与肾的精气的盛衰有直接的关系。《素问·阴阳应象大论》中说："在窍为耳。"《灵枢·脉度》也说："肾气通于耳，肾和则耳能闻五音矣。"临床上出现的耳鸣、耳聋等听力减退或服用某种西药出现的听力下降等，我们从肾开窍于耳这一观点出发，从肾治疗，可以收到较好的疗效。肾的前阴有排尿和生殖的功能，后阴仅有排泄粪便的作用。《景岳全书·泄泻》中说："盖肾为胃关，开窍于二阴。所以，二便之闭，皆肾脏之所主。"临床上我们遇到一些便秘和腹泻日久的患者，往往从肾阳虚着手，收到较好的疗效。

肾主纳气，这是肺的一种特殊功能。前已述及，肺主气，司呼吸，人体的呼吸功能是肺所主的，但与肾也有一定的关系。中医常说，肺主呼气，肾主纳气，正是说明人的呼吸与肾有关系。临床上，遇到一些肺气肿、哮喘患者，急性发作期偏于肺热，用清热定喘止咳治疗疗效好(方药见本书《著者的十二经验方》)；偏于阳虚者，若从肾阳虚着手治疗，如阳和汤加减，也可取得较好的疗效。张景岳说:"哮喘未发时以扶正为主,既发时以攻邪气为主。"(《景岳全书》)张景岳提出的这种治疗哮喘的原则,著者认为是非常正确的。经著者60多年反复的临床实践证明,具有较高的临床指导价值,应予肯定。中医学的"肾主纳气"的理论,著者认为这是中医学的一种独特的理论,我们应予研究。

二、七腑

(一) 胃

胃主受纳,主腐熟水谷,以降为顺。胃主受纳,指接受食物是它的主要功能。清代名医叶天士说:"胃喜湿而恶燥",是说胃喜欢润而怕干燥。著者认为叶氏系浙江人,他所说的可能与他的经历有关。在我国南部地区,由于气候炎热,身体内水液流失较多,显出胃有喜润而恶燥的特性,临床上以甘寒或甘淡养胃,成为我们治疗胃阴不足的主要原则。

胃主腐熟水谷。胃中受纳的食物,在胃液的作用下,进行初步消化,变为食糜,这个过程称为腐熟。成无己《注解伤寒论·平脉法》说:"胃气实,实则谷消而水化也。"实,即胃气强盛充实之意。胃气因有腐熟水谷的作用,但还须有赖于脾脏的配合才能很好地完成。

胃以降为顺。即食物在胃中经胃气的腐熟作用,由胃进入小肠,继续消化,最后转为大便排出体外。正由于胃气主降,而推动食物蠕动下行,才能完成以上胃主受纳、消化食物的功能。

胃气,实际上是指人体消化吸收功能而言,并关系着人生命的维系大问题。胃的受纳和腐熟功能皆是胃气的作用。这些功能正常与否,取决于胃气的强弱。古代医学家特别强调胃气的重要性。《素问·平人气象论》说:"平人之常气,禀于胃。胃者,平人之常气也,人无胃气曰逆,逆者死。"《中藏经·论胃虚实寒热生死逆顺》说:"胃者,人之根本也。胃气壮,五脏六腑皆壮……胃气绝,则五日死。"胃气的虚实,关系着人体之强弱,甚至生命的存亡,其理益明。著者于1999年提出:西医学的体外补液、给药或输入营养物质的手段和方法,是对脾胃学说的发展(许自诚,现代医学对中医脾胃学说的研究与发展,《中国中西医结合脾胃杂志》现改名为《中国中西医结合消化杂志》,1999年第7卷第1期)。临床上遇到的津脱、亡阳、昏迷、吞咽困难、胃肠道手术后、婴幼儿及重危患者,中国传统医学通常所采用的养阴生津、回阳救逆、通关开窍、醒脑救急等作用的中药，即使频频口服，也往往没有赢得时间，甚至延误了患者病情及生命。因此，著者认为，西医学的体外补液、给药、输入营养物质的手段是对水液、药液、"脾"化生的精微物质的直接输入，吸收快，可直达病所，因而见效快，抢救生命及时，弥补了中医仅靠口服给药和给饮食的不足。这是医药科学技术发展到今天的必然结果，也反映了现代医学的一大优势。但是，如果患者"胃气"虚极，一点都不能进食，用西医体外补液、补营养物质的方法，也不能维持许久。可见，中医所说"有胃气则生，无胃气则死"的观点是正确的，富有深远的临床指导价值。从口腔进食给药，中、西医学都认为是最方便的途径，认识是一致的。"人以胃气为本"，中医治病必用中药调理脾胃的方法，或保护脾胃的观点是一个极其宝贵，长期运用有效的治病方法。所谓："治病不责脾胃，实不足以为太医。"著者认为"治病不查脾胃，实不足为良医"。

（二）食道

在中医经典著作《黄帝内经》中，未查到食道的名称。著者认为，在消化系统中，食道也是一个首要的腑。它的功能，以下降为顺，与胃的下降为顺是同一道理。但胃还有消化食物的作用，而食道无此作用。若不能下降，即表示可能有病态。在临床上，遇到食道的病变，处方用药时不要忘记这一原理。

（三）小肠

主受盛化物。小肠接受胃所传下的食糜，进一步进行消化，而将饮食物之精微吸收，故称它为"受盛之官"。《素问·灵兰秘典论》说："小肠者，受盛之官，化物出焉。"

（四）大肠

主传导、主津。

主传导，《素问·灵兰秘典论》说："大肠者，传导之官，变化出焉。"传导，即传送之意，"变化出"三字即变化为糟粕（大便）而排出。

主津，《灵枢·经脉》有"大肠手阳明之脉……是主津液所生病者。"张景岳说："大肠与肺为表里，肺主气而津液由于气化，故凡大肠之或泄或秘，皆津液所生之病，而主在大肠也。"这是说，大肠所主之津液，是由肺气所化。因此肺气不足，不能化津，或热结大肠耗伤津液，可形成大便或秘或泄的病变。

（五）膀胱

贮尿和排尿的作用。

膀胱与肾有经脉互相络属，构成表里关系。《灵枢·本枢》说："肾和膀胱。"膀胱的主要作用是在气化的作用下，适度的开合，使尿液排出体外。膀胱的气化作用，与肾阳有关。如果肾阳不足，膀胱气化作用减弱，可以出现小便不利，或癃闭、尿频、尿失禁等。

（六）胆

胆附于肝，内藏精汁。精汁即胆汁，味苦色黄，来源于肝，受肝之余气，由水谷之精转化而来。胆与肝有经络互相络属，构成表里关系，故《灵枢·本脏》说："肝合胆。"胆的生理功能与肝有密切关系。肝的疏泄功能正常则胆汁分泌充足，由胆贮存。在肝气疏泄的作用下，胆则排泄胆汁下行，注入肠中，以助饮食物的消化。若肝的疏泄功能失常，胆的排泄胆汁的功能亦失常，故可出现右胁下痛、口苦、呕吐苦水、厌油腻以及胆汁外溢的一身面目发黄等病证。

传统医学认为胆主决断、主勇怯，日常生活中，对于勇敢的人，称其为胆大；对懦怯的人，称其为胆小。著者否定此观点。在临床中实践中，患慢性胆囊炎合并结石者，行胆囊切除术后，对患者的情绪没有任何影响，这是客观事实。胆与情绪的改变，著者同意张景岳的观点："心为五脏六腑之大主，而总统魂魄……怒动于心则肝应……"（《类经·疾病类》）。因肝与胆相表里，故"胆大胆小"的实质是"心"（大脑）所主的问题，并与平日在社会实践中锻炼有关，而不是胆本身的作用。

（七）三焦

三焦是上焦、中焦、下焦的合称。在人体十二个脏腑里为最大的腑。张景岳说："盖即脏腑之外，躯体之内，包罗诸脏，一腔之大腑也。"上焦包括心肺，中焦包括脾胃，下焦包括肝、肾、膀胱、子宫等。因此，三焦的功能，可联系相关的脏腑功能，自然可以了解。著者完全赞成张景岳认为三焦是一个大腑的观点。

三、脑

脑，由髓汇聚而成。

《灵枢·海论》说："脑为髓之海。"《素问·五脏生成篇》说："诸髓者，皆属于脑。"

在临床上，由于髓海不足，而发生脑转耳鸣正是此意。《医林改错》中说："两耳通脑，所听之声归于脑。"陕西中医药大学张学文教授提出："脑应当为脏论"的观点，著者也有同样的认识，非常赞同他的观点，脑应属于脏。

2000多年前，从《黄帝内经》开始，将"心"（实指大脑）和心脏的功能混为一谈。但至明代（1575年）中医学家李梴指出："心""有君主之官，神明之心；有血肉之心，如倒垂之莲花"。很清晰地分清了大脑和心脏是两个不同的内脏。李梴这一论点的提出是对传统中医药学的理论做出了重要的贡献，也证明了它是传统中医学的一次大进步、大发展。

"神明之心"，源于《素问·灵兰秘典论》所记载："心者，君主之官，神明出焉。""神明"两字，著者的理解是大脑具有人的思维、意识的活动，大脑所以能有调节人体内脏及全身各个组织器官的作用，正由所致。《黄帝内经》提到的"心藏神"，也是同一意思，是指精神。神的表现也反映在眼，如目光炯炯有神。大脑如何进行思维、意识等活动，至今，现代医学也未研究清楚。

从以上论述可以说：原有的五脏六腑的说法，实际上应为六脏七腑。

六脏的主要功能，主要是贮藏精气、血、津液、神及营养物质的实体内脏，应经常保持充实状态。七腑是转送、排泄人体的废物（大、小便等）及胆汁的中空内脏，经常要保持通畅无阻。

四、脏和腑的分类及临床价值

脏和腑的分类，是我国传统医学对内脏功能的共性概括，在临床上无论对中医、西医、中西医结合的工作者，都具有巨大的临床指导意义。七腑之病，在用药的思路上，始终要保持腑的通畅是非常重要的。正如清代名医叶天士说："六腑以通为用。"新中国成立后，由天津南开大学中西医结合著名专家吴咸中教授首次开展的"中西医学结合治疗急腹症"，是吴教授在"六腑以通为用"的中医理论指导下，活用《伤寒论》中的通里攻下法，在西医精确诊断的基础上，首创以"法"为突破口，抓"法"求"理"的研究思路，是我国开展中西医结合治疗急腹症的先河。

第四章 脏腑之间的相互关系

人体是一个有机的统一整体。是由若干的脏腑、经络、组织和器官所组成。各脏腑、组织器官之间通过经络的联系作用，建立不可分割的密切关系。如前所述，脏腑学说不但系统阐述了脏腑各自的生理功能，而且认为这些生理功能的正常进行，是脏腑之间的相互协作、相互配合、相互制约的结果。脏和腑之间，在生理功能上相互联系、依赖，对于中医学理论体系的发展起着重大作用，并有效地指导着临床的辨证论治。

一、脏与脏

临床上常见的脏与脏之间的关系，有心与肺、心与脾、心与肝、心与肾、肺与肾、肝与脾、脾与肾、肝与肾等。这些常见的脏与脏的关系，可以通过相关的生理功能去理解和解释。如：心与肺，因心主血脉，肺主气，且肺朝百脉，故心肺两脏的关系最为密切，也反映了心肺两脏是气血相互为用的关系。

二、脏与腑

脏与腑之间由于经络的络属关系，形成了脏与腑之间的紧密关系。如：足厥阴肝经入肝络胆，形成了肝与胆的相互关系，一般常称表里关系。脏与腑的常见关系，除肝胆外，尚有脾与胃、肺与大肠、心与小肠、肾与膀胱等。至于心包与三焦的表里关系，尚不确切。传统医学指的心包，一方面，是属于封建帝王的原始认识，因君不能受邪，由"心包"代君受邪，现代临床上所见的心包积液，其症状和表现也不符合君主所受说的情况；另一方面，也不符合人体解剖学与临床的关系。又如传染病的高烧期，患者出现神昏谵语，中医一般称为"热入心包"，著者认为，应改为"邪热扰乱神明"较确切。

三、腑与腑

胆与小肠、大肠、膀胱等六腑之间，是既分工又合作，共同完成消化食物、排出废物等的生理活动。后世医学家所谓六腑以通为用(叶天士观点)，即腑病以通为治的理论，即是根源于此。六腑之间在病理上，亦可相互影响。临床上如胃有实热，烧灼津液，大便燥结，大肠传导不利，此时常用增液承气汤治疗有较好的效果。如果胃气上逆，出现恶心、呕吐、口苦、口臭，不欲饮食，通常称肝气犯胃。如果有脾胃湿热，既有胃肠症状又有舌苔黄腻等。如湿热侵犯肝胆，导致胆汁外溢，或成为黄疸等。

第五章　气血理论的临床应用

一、理论指导

前已述及，精、气、血、津液等既是脏腑机能活动的产物，又是脏腑机能活动的物质基础。但从"人之所有者，气与血耳"（《灵枢·调经论》）的观点看，气和血在人体上的重要性，即可一目了然，它关系着人的生命是否存在的关键。

肺主气，司呼吸；心主血，主全身之血脉。肺吸入清气（氧气），吐出浊气（二氧化碳），进行气体交换；肺又朝百脉，使气血和营养物质运送到机体各个内脏及其组织、器官。"血无气不行，气非血不载。"这便是气血之间的密切关系。这个观点也和现代医学的观点基本上是一致的。肝藏血，有调节血量的作用。肾藏精，精足则血旺（张景岳的论点）。气为血之帅，血为气之母，气行则血行，气滞则血瘀。脾胃为气血生化之源，离开了胃主受纳食物、脾主运化的健运作用，气血就没有了来源。

二、临床应用

明代医学家李梴在其所著《医学入门》中说："人知百病生于气，而不知血为百病之始也。"我们在临床上反复实践，并证明这是一句真理。例如：急重症患者，失血过多，必须先考虑输血，以挽救生命，然后再处理其他有关病症。

现将临床上常见的气血病简述如下：

（一）气虚

多见于脾肺两脏的气虚。

（二）气郁

多见于肝气郁结。

（三）气逆

多见于胃气上逆、肺气上逆、肝气上逆，也见于肾气上逆（多指"戴阳证"）。

（四）血虚

在临床上很多见。有时形成血脱，而血脱又易导致气脱。患者呈现面色无光，大汗淋漓，有气无力，极度疲惫，血压下降。此时，急服"独参汤"（人参30g），可挽救生命。

（五）气血双虚

临床上极为常见，一般都仅用八珍汤一类的药品治疗即可收到一定的疗效。但必须要用现代医学科学的手段和方法确定是哪种"贫血"至关重要，如再障、白血病，就不能简单地使用八珍汤一类的中药治疗了。若执着于这类药，易贻误病情，失去最佳治疗的机会，故建议采用中西医结合的方法积极治疗。

（六）血瘀

临床上常见，但表现复杂。凡血流于血管之外，在体表者，表现瘀斑、瘀点，面目黧黑等；在内脏者，如上消化道出血时黑便、妇女月经期血块多或子宫肌瘤、牙龈发黑；又如带状疱疹后遗症局部疼痛日久不愈等等。临床检查患者有刺痛、拒按、压之不褪色。后者多见于跌打损伤、皮肤紫癜。

关于黑便，中医经典著作《金匮要略·惊悸吐衄下血胸满瘀血病脉证治第十六》中记载，称远血。"下血，先便后血，此远血也"，那时医圣张仲景并未指出出血的准确位置，但至明代著名医学家张景岳却指出："远血或在小肠，或在胃。"这一观点与现代医学认为上消化道出血在楚兹韧带（Tretz）以上是一致的，这是张景岳对传统医学的一大贡献。

（七）血热

在临床上很常见。一般认为，血热是"火病"或"血病"，或营分病、血分病。表现在皮肤病上，主要是红斑或红色丘疹，严重者全身大片皮肤呈弥散性潮红（如红皮病）；在内脏，主要指一些传染病，如猩红热、丹毒、斑疹伤寒、小儿麻疹等疾病。舌象的特点呈深红色，正如叶天士说"热入于营，舌色必绛"（《叶香岩外感温热篇》）。以上血热病，采用犀角地黄汤、清营汤等加减治疗。我们对血热性皮肤病常用凉血解毒抗敏汤治疗，疗效较好。

第六章　脏腑论的历代研究之发展

脏腑论的历代研究之发展，主要简述历代重要优秀理论的发展及其与临床实用性较强的观点。

一、对"心"（实指大脑）功能的进一步认识

1. "心"是人的意识、思维、语言、聪明、智慧的根源。如《难经·三十难》说："心其声言。"孟子曾说，"心之官则思，思则得之，不思则不得也。"（《孟子·告子章句上》）明代著名医学家张介宾在其所著《类经·脏象类》说："聪明、智慧，莫不由之。"

2. "心"是人的喜、怒、哀、乐等情感、情绪产生的场所。如张介宾在其所著《类经·情志九伤》说："情志之伤，虽五脏各有所属，然求其所由，则无不从心而发。"《灵枢·口问》说："心者，五脏六腑之主也……故悲哀愁忧则心动，心动则五脏六腑皆摇。"张介宾又在《类经·疾病类》中说："心为五脏六腑之大主，而总统魂魄，兼赅志意，故扰动于心则肺应，思动于心则脾应，怒动于心则肝应，恐动于心则肾应。"著者赞成张介宾（即张景岳）的观点。人的情绪改变对五脏的伤害不是直接的关系，而是五脏对大脑边缘系统（"感情中枢"）活动的反应，属于间接的"相应"关系。这种"相应"的认识，著者认为这是张景岳对传统中医学的卓越贡献，超出了在他之前历代中医学家的认识水平。

3. "心"是人体的四肢和关节活动的指挥者。如张介宾在《脏象类》说"脏腑百骸，唯所是命"。《淮南子·原道训》说"夫心者，五脏之主也，所以致使四肢，流行血气"。足见我国历代医学家及其著作里已经认识到人类的大脑（"心"）具有意识、思维、聪明、智慧、语言、情志、全身关节四肢活动等重要生理功能。

4.李梴开始分清了大脑和心脏的功能。公元1575年，正当明代万历时期，著

名医学家李梴在其所著《医学入门》中记载:"心者一身之主,君主之官。有血肉之心,形如未开莲花;有神明之心,神者,血气所化,生之本也。"否定了明代以前 1000 多年来认为人体的血液循环和思维活动均属于一个脏器——"心"功能的错误认识观念,促进了传统医学的向前发展,使临床医学与人体解剖生理功能走向一致。

二、脾胃的健康关系与人体五脏六腑的健康、疾病的发病、治疗和预防

如《难经·三十难》记载:"胃主腐熟水谷。"《华氏中藏经·第二十七》说:"胃者,人之本也,胃气壮,则五脏六腑皆壮……胃气绝,则五日死。"医圣张仲景在其所著《伤寒论》中太阴、阳明两篇及太阳和少阳两篇的部分内容基本上对脾胃病的辨证论治之阐述,对后世影响极大。宋金时代著名医学家李东垣著《脾胃论》的《脾胃胜衰》篇中说:"脾胃俱旺,能食而肥;脾胃俱虚,则不能食而瘦。"从而提出了"诸病从脾胃虚而生"的著名学术观点,对脾胃病和某些慢性病的防治至今起着十分重要的指导作用。后世称他为脾胃学说的创始人。清代著名温病学家叶天士在所著《温热论》《临证指南医案》《未刻本叶氏医案》等书中指出:"纳食主胃,运化主脾,脾宜升则健,胃宜降则和。""太阴湿土,得阳始运,阳明燥土,得阴自安,以脾喜燥,胃喜润也。"李东垣以温补脾胃而颇负盛名,而叶天士则以甘寒养胃阴而著称,使脾胃学说的理论和应用更臻完善。

三、肾与命门对五脏六腑的重要作用

肾与命门关系的研究在明代达到鼎盛阶段。张介宾说:"两肾皆属命门,命门与肾有不可分割的关系。""命门为元气之根,为水火之宅,五脏之阴非此不能滋,五脏之阳非此不能发。"(《景岳全书·传忠录下》)赵献可进一步说:"肾无此,则无以作强,而技巧不出矣;膀胱无此,则三焦之气不化,而水道不行矣;脾胃无此,则不能腐熟水谷,而五味不出矣;肝胆无此,则将军无决断,而谋略不出焉;大小肠无此,则变化不行,而二便闭矣;心无此,则神明昏,而万事不能应矣。"(《医贯·内经十二官》)提示肾与命门对人体各脏腑起着极其重要的作用。对这一认识观点,我们理该重视。但是对"心无此,则神明昏,而万事不能应矣"一

句，著者持质疑态度。此可能与张、赵二氏受当时(我国明代时期)历史条件的局限性而认识不足所致。实际上，中医的肾的作用受君主之官"心"的驾驭、控制。从现代科学研究证明来看，中医的肾除包括生殖、泌尿系统外，概括整个内分泌系统器官的生理功能，及其对大脑高层次的反馈作用。

四、肾为先天之本，脾为后天之本

明代医学家李仲梓在所著《医宗必读》中提出："肾为先天之本，脾为后天之本"的著名论点，直至现在仍为中医界所推崇。李氏还提出"乙癸同源，肝肾同治"的主张，至今亦为许多医学家所遵循。

张介宾对李仲梓提出的"肾为先天之本，脾为后天之本"观点的评论说："李东垣补肾不若补脾，许知可补脾不若补肾。此二者之说，亦各有所谓，固不待辨而可明矣。"(《景岳全书·上册·传忠录下》)我们认为应根据患者病情的发展变化而辨证论治，或补脾或补肾，或脾肾双补，绝不可拘泥于某一个观点。

新观点："心肾为先天之本""肺脾为后天之本"。

2018年元月，中医病理学家、著名中西医结合专家、上海中医药大学匡调元教授提出"心肾为先天之本""肺脾为后天之本"的新观点。

他认为，"如果人在出生以后，没有饮食滋养，当然是无法生存的。""事实上，呼吸之气比饮食之气更重要。""人断饮食几天可无问题，但呼吸则须臾不能停。""现在提出，肺脾为后天之本，是把肺气的重要性提到饮食脾胃之上，是符合生命的实情的。"

"心肾为先天之本的问题"，他认为"心为神，肾为精"，"生之来谓之精，两精相搏谓之神"，"双亲之神各寓于精中，两神主使两精相搏，相搏成功，合而为人，成为新人"。如果认为体质通过肾精(DNA)而能遗传，那么心神(气质、行为、意识等)也应该合一在肾精(DNA)中同时遗传。因为神精同为一源，故同为先天之本。著者也补充一句，人的聪明、智慧，在很大程度上是受双亲的肾精之DNA遗传的。

匡教授提出"心肾为先天之本""肺脾为后天之本"的新的学术观点，言之有理有据，也符合实际，我是非常赞同的。这一观点，不仅反映了匡教授对中医学的卓越贡献之一，也反映了中医学随着时代科学的发展而发展的必然结果。

五、"久病及肾"的观点

此观点值得注意，由明代著名医学家张介宾提出，他说"五脏之伤，穷必及肾"。(《景岳全书·上册·虚损》)著者认为这种观点更显得重要，对诊治慢性病和多种脏腑虚损所导致的老年慢性病，确有较好的临床指导价值。

六、历代医学家以脏腑为纲而撰写著作

汉代医圣张仲景，首先以脏腑(经络)为提纲，撰写《金匮要略》。他所著的《伤寒论》，脏腑辨证是其诊疗思维的核心，创立了脏腑辨证方法。三国时代，华佗所著《中藏经》，以五脏六腑的生理、病理特点，写了《虚实寒热生死顺逆篇》。隋代，巢元方所撰写的《诸病源候论》，是我国第一部以脏腑为核心、系统论述中医病因、病理学的专著。晋代王叔和撰《脉经》，以"肝心出左、脾肺出右，肾与命门俱出尺部"，为切脉诊病的方法，奠定了寸关尺三部，分候脏腑和病脉的基石。金元时代，李东垣的《脾胃论》，以脾胃为纲，详论了因脾胃虚弱导致多病的观点，确立了脾胃在人体上的重要性。宋代，钱乙撰《小儿药证直诀》，以小儿"脏腑柔弱，易虚易实，易热易寒"为其生理病理的特点。元代，朱丹溪的《相火论》，认为"肝肾有相火，其系上属于心，心君火也"，遂成为治病时以滋阴为主而著称。明代，陈实功撰《外科正宗》，以"痈疽皆出于脏腑乖变"而论发病机理。李时珍在其巨著《本草纲目》第一卷，专写了《脏腑虚实标本用药式》和《五脏六腑用药气味补泻》。清代，傅山所撰《傅青主女科》，突出肝脾肾三脏在妇科上的重要性而论治法。沈金鳌著《杂病源流犀烛》，更是明确地在书之目录中将"脏腑门"列为第一卷，详细论述了五脏六腑各病的源流。

以上举例，不论内外妇儿各科著名医学家，在我国不同的历史年代里，都将脏腑作为撰写著作的纲，足见脏腑在人体生理、病理上占有极其重要的位置。

七、中药归经理论的指导意义

中药是中医治病的主要武器。

我国的中药，历史悠久，与医术同步发展，有医即有药，有药即有医。中药的种类较多，自上古时期《神农本草经》有 100 种中药，到明代李时珍著的《本草纲目》有 1892 种中药，直到新中国成立后，1998 年由国家中医药管理局《中华本

草》编委会编写的《中华本草》（上、下册）已达 8980 种中药，堪称中药的集大成者。由此可见，中药实称为现代中医防治疾病依赖和开发新药的丰富资源宝库。

中药方剂学，是用中药治病的长期实践过程中积累起来的疗效比较成熟的中药复方。1975 年，成都中医学院著名中药方剂专家陈潮祖教授编写的《中医治法与方剂》，是国内第一本以脏腑学说为指导，"各论部分以脏腑病机为基础，结合病因，归纳古今行之有效的方剂而成。"该书于 2015 年第 5 版问世，对全国影响较大，深受中医界的青睐。

中药的归经及四气五味理论，源于《内经》，"归经是以脏腑经络理论为基础的。""某药对某些脏腑、经络的病变起着主导作用。"（全国中医学院二版教材《中药学讲义·归经》第 14 页，上海科学技术出版社，1964 年版）。由于经络"内连脏腑"，人体每一个脏腑都有一条经络相连，因此可以说，归经理论实为归脏理论。四气五味是一种简述中药的气味和功能的理论，四气指寒、热、温、凉四种功能，五味为辛、甘、酸、苦、咸五种气味。《素问·至真要大论》中讲得比较详细，如"寒者热之，热者寒之"，"虚则补之，实则泻之"，即以热药治寒证，用寒药治热证，虚证用补法，实证用泻法。《素问·阴阳应象大论》说，"辛、甘发散为阳，酸苦涌泻为阴。"这一重要的归经与四气五味药性结合形成的中药之药理作用，迄今两千年来对中医药防治疾病起着极其重要的指导作用。因此，我们只有抓着这个归经的纲，结合四气五味，审证求因，辨证论治，选药组方，提高疗效。

中药的炮制也有一定的规则。合理的炮制既会降低毒副作用，还会增加疗效。不同的中药炮制方法，会产生不同的疗效。如大黄的性味苦寒，生用则泻热攻下力量峻烈；用酒炒干后，其力稍缓，并借酒引药上行，可清上焦之热；炒成炭后，寒性锐减，有良好的止血功能；此外，大黄还有化瘀作用。中药炮制后，也有归经（脏）的观点，如醋制归肝经，蜜制归脾经，咸（盐）制归肾经等。可见，中药的炮制也很重要，有一定的临床使用价值，也不可忽视。

综观以上历代中医药学家论述，对中医学做出了巨大的历史性贡献，对中医理论核心脏腑论的理论也有了进一步的发展。

第七章 脏腑论的现代研究之发展

脏腑论(脏腑学说)经过我国历代医学家及其论著(截至 1949 年)的记载、充实、丰富和提高,使脏腑论的理论观点有了进一步的发展,显示了中医文化的浑厚底蕴。但是,这种研究方法,毕竟是属于传统的、宏观的性质,离现代医学科学领域内迅速发展的步伐和成就,尚有一定的差距。中华人民共和国成立后,自我们提出"脏腑学说是中医理论体系的核心"后,全国中西医学各界专家通过采用现代科学(主要包括现代医学科学)的方法和反复实践的证实,为中医脏腑论的现代化打下了初步基础。

一、"体表内脏相关学说"的提出及其意义

1961 年夏,著者率先提出"脏腑学说是中医理论体系的核心"学术观点后,又鉴于中医理论中的经络"内联脏腑,外通支节",躯干、四肢、九窍各个组织器官,在体表更有一定的经络循行路线及其穴位成有规律的分布,使体表和内脏成为不可分割的整体。针灸疗法,尤其是针刺疗法,以及耳针、手针、足针和针刺麻醉等都是与体表与内脏相连的经络有密切的关系。因此又提出"体表与内脏相关学说"。当年 10 月 29 日《湖北日报》披露了这一消息。

"体表与内脏相关学说"的意义:其一,对于诊断和治疗疾病有非常重要的指导意义。从疾病在体表的某些变化和表现,可以辨证出许多内脏疾病,而许多体表疾病(如皮肤病)和五官的疾病,也可以借以寻找发病的内脏根源,通过治疗内脏而达到痊愈的目的。其二,可作为针灸治疗的中医理论指导。从这一点出发,研究、探讨、发现现代科学还未阐明人体的某些生理、病理的机制,可能有所裨益。北京李定中教授发现并命名为"循经性皮肤病",就是一个显明的例子。

1983 年,我国老一辈著名的生理学家、北京协和医学院张锡钧教授提出

"经穴—皮层—内脏相关假说"。张教授从现代医学科学条件反射的原理实验，为著者早年提出"中医体表内脏相关学说"提供了科学的实验依据。他说："中西医各有一套理论体系，都能治病。中医强调经络与体表的联系，西医有人强调皮层与内脏相关。"[著者按："西医有人"，很可能是指 20 世纪 30~40 年代苏联著名生理学家巴甫洛夫的徒弟贝可夫，因他提出了《皮层—内脏相关问题》(183~184 页)]

二、中医"证"的发展、变化，不仅是脏腑机能的变化，而且有其细胞、组织结构的病理变化

自 1962 年中医理论核心——脏腑学说发表后两年，著者发现"疾病的发展、变化，不仅是脏腑机能及其所属组织的机能变化，而且也有其本身的结构上的变化(含生化指标)"。这一发现，迄今 50 多年的临床实践证明是完全正确的，否定了中医药学仅能治疗"功能性疾病"的局限看法，而且能治疗不少器质性疾病，二者兼有，不可分看。因此，在临床处方用药时，不仅要考虑到中医的证的不同，而且要考虑到西医病的细胞、组织、结构的病理变化和代谢异常(含生化指标)，最终达到病证同治、病证同愈的全面治疗的目的。这是中医脏腑论发展的第一个新论点。

三、"多脏腑损害和多功能不足"的观点，是诊治老年病的重要指导思想

这是中医脏腑论发展的第二个新论点。在慢性病中，特别是老年病，一个病人身上同时患有几种病，使病理变化和生理变化(退行性改变)相互交织在一起，显得病情复杂，症状多，治疗时往往顾此失彼。因此，在 20 世纪 80 年代，著者提出"多脏腑的损害和多功能不足"的观点，对防治老年病具有重要的指导作用。在具体反复应用这一观点中，发现并总结了这类老年病，存在着慢性炎性细胞的浸润和不同程度的纤维化及微循环障碍的共性病理特点，按照中医理论可辨证为血瘀证(微观性)，遂在脏腑辨证论治中加入活血化瘀的中药治疗，收到了比较满意的疗效。随着临床实践的深入研究，发现多脏腑损害的老年慢性病，气虚(进而阳虚)、血瘀、痰湿(浊)三者是中医学的主要病因病机。结合某些专家对慢性老年患者的尸检报道结果，又总结出脏器重量减轻或萎缩是老年人多脏俱病的病

理学基础；人体内多个内分泌腺体的退行性病变是"久病及肾"虚损病的现代病理学的重要科学依据之一；慢性炎性改变及纤维化微循环障碍是此类患者普遍存在的现代病理学共性特点。

在长期诊治"多脏腑损害和多功能不足"的老年病实践中启发我们，中医诊治慢性病有很大的优势。当今由于人类疾病谱的改变，呈现传染病减少，心脑血管病、代谢性疾病、退行性疾病和恶性肿瘤增多的趋势，正是发挥中医优势的时候。提出"整体调整，同步平衡，重点突出"的治疗原则，并结合西医对该病的病因、病理特点，实行优势互补的诊治方法，提高疗效。实践证明，这种诊治方法，著者认为确有很好的发展前途，应该坚持运用，为治疗这些危害人民健康的重大疾病做出贡献。

四、西医辨病与中医辨证相结合（病证结合）的方法，是当今中西医结合治病的最佳模式

这是脏腑论发展的第三个新论点。病证结合的方法，开始于 20 世纪 50 年代中期，1964 年著者在临床治病过程中发现并提出"祖国医学辨证施治与现代医学的辨病施治相结合，对于中西医结合上将是一个良好的途径"。迄今这个方法在我国已经过了半个多世纪的临床研究和实践，取得了举世瞩目的丰硕成果，证明了它是中西医结合临床的最佳模式。

我们高兴地看到，现在全国各省、市、县的中医院，普遍采用现代先进的疾病检查手段和方法（如 CT、核磁共振等影像学及生化指标），在弄清疾病诊断的前提下，发挥了中医药辨证论治的作用。像这种病证结合的模式，真正反映了中医宏观辨证和西医微观辨病相结合的优越性。既治疗了病，又治疗了证，由病证同治，达到病证同愈的全面治疗目的。不仅大大地提高了治病疗效和人们对中医治病的认可程度及信心，而且展示了我国卫生事业上中西医结合的创造性、重要性及对世界医学的影响性。

五、中医辨证论治的方法多，为什么要以脏腑辨证为核心

"证"，是中医诊治疾病的单位，辨证论治是中医诊治疾病大法、原则，包括着多种辨证的方法，如八纲辨证法、六经辨证法、六淫辨证法、三焦辨证法、卫

气营血辨证法和脏腑辨证法。以上各种辨证的方法，在临床上治病时，如何选用适合病人的具体情况，初学者往往难以掌握或确定。从著者 60 多年的临床实践证明，各种辨证方法，虽然各有其辨证的特点，但未抓住疾病的真正部位及本质。

八纲辨证，概括性强，但不具体。六经辨证，著者于 1963 年在参加全国中医学院审编教材(通称二版教材)期间，受命编写的《伤寒论讲义》总论中提出"六经辨证是六经及其所属脏腑病理变化表现于临床的各种证候"。在以后的中医学院统一教材中得到了引用。如 1986 年，由李培生、刘渡舟两位老教授主编的《伤寒论讲义》(上海科学技术出版社出版)。六淫辨证法又称病因辨证法，是以风、寒、暑、湿、燥、火六种不同病因的属性和特点作为辨证的基础。如风，风性主动，善行数变，临床上常见的游走性关节痛、眩晕、震颤、四肢抽搐、颈项强直甚至角弓反张等，都离不开肝脏的生理功能"肝主风"理论。三焦辨证法，三焦本不是一个独立的脏腑，而是包括了五脏六腑的一个大腑。辨证时又比较笼统，有时病变的部位含糊不清，如下焦湿热，部位是在膀胱、大肠，还是在子宫颈? 因此，著者认为在当今临床上并不宜使用。卫气营血辨证法，是在六经辨证的基础上发展起来的，正如清代名医、卫气营血辨证法的创始人叶天士说:"温邪上受，首先犯肺……肺主气属卫，心主血属营，辨营卫气血，虽与伤寒同，若论治法，则与伤寒大异也。"(叶香岩，外感温热篇，《温热经纬》，人民卫生出版社，1957 年第二次印刷)如此可见，卫气营血辨证法，从病变的部位说，卫在肺、在皮毛，气在胸膈、肺、胃、胆、肠，也离不开脏腑。卫气营血病辨证法，也代表着温热病发展过程中深浅、轻重不同的四个阶段，病邪由卫入气，由气入营，由营入血，病情逐渐加重。1996 年 4 月著者在香港大学讲学时提出:"无论是六经辨证、卫气营血辨证、三焦辨证、气血津液辨证，还是经络辨证，都未离开与脏腑的关系。从本质上说，诸多不同的辨证方式都是脏腑辨证的衍生和发展，都是以脏腑学说为理论基础的，而脏腑辨证则是不同辨证方式的核心。"(许自诚，脏腑学说是中医理论体系的核心，《悬壶验录》，第 27~32 页，人民卫生出版社，2018 年) 清代名医唐容川在其所著《血证论·脏腑病机论》中说:"业医不知脏腑，则病源未辨，用药无方"，真是真知灼见，一语中的。

2017 年，"中医脏腑辨证诊疗法"已被列入甘肃省非物质文化遗产传统医药保护项目(甘肃省政府文件,甘政发〔2017〕81 号)。

六、中医的"真心痛"究竟是指何种心脏病

2000 年前,中医经典著作《黄帝内经》中记载的"真心痛",究竟指的是现代医学上的哪种心脏病?

《黄帝内经·灵枢·厥病第二十四》记载:"真心痛,手足青至节,心痛甚,旦发夕死,夕发旦死。"这种"真心痛"症状的描述和预后的严重程度,著者认为可能是现代医学的急性心梗。2018 年 4 月 12 日,著者专程又咨询了兰大一院心血管内科姚亚丽主任医师,她肯定地回答说:"是的,这是典型的急性心梗,死亡的速度有时比这个速度还快。公元 2000 年前古人就有这样的认识,真了不起呀!""真心痛"的记载,说明中国 2000 年前已有"心梗",可谓具有历史价值的记载。(在此,特向姚亚丽主任医师表示衷心的感谢!)

中篇　脏腑论的主要观点

第一章 脏腑论的主要论点

1.中医学有一套比较完整的理论体系。

2.脏腑学说是中医理论体系的核心。脏腑和脏腑证是核心的核心。

3.脏腑是人体整体机能的中心。

4.脏腑之间的内在平衡协调、整体统一，是维持机体正常生命活动的主要基础。

5.外在环境和内在环境的致病因素，对机体发生的影响，也主要是通过改变脏腑之间的平衡协调状态反映出来。换言之，任何病因，必须通过改变脏腑机能才能起作用。

6.疾病发生的机理，主要是脏腑机能失调而紊乱的结果。

7.辨证论治的方法，以脏腑辨证为主。脏腑辨证的方法，是医圣张仲景所创立。其他辨证方法如六经辨证法、三焦辨证法、卫气营血辨证法等，其实质都离不开与脏腑的关系。

8.辨证的关键，必须将中医的"证"的定位，落实到脏腑上去。这一点非常重要。正如清代名医唐容川所说："业医不知脏腑，则病源莫辨，用药无方。"可谓一句破的。

9.由于脏腑是人体整体机能的中心，调整脏腑机能则成为中医治疗疾病的最重要的原则。若是某一个脏腑病变的"证"，可采用整体调整，重点突出的治疗原则；若是两三个以上脏腑病变的"证"，必须采取整体调整、同步平衡、重点突出的治疗原则。

10.治疗疾病的目的，在于恢复有病脏腑的生理功能，使其达到平衡协调、整体统一的状态。

11.疾病的预防，也离不开五脏为核心。增强五脏的功能，以抵御疾病的发生。若疾病已经确诊，其一应尽早治疗，其二还要防止传变，避免发生并发症。中医学有较丰富多彩的养生方法，是中医学的优势之一，实践证明，它在预防疾病和病后康复上，确有很好的作用，理应发扬光大。

12.中医学中所应用的阴阳五行学说，是认识和说明自然界与人体的一切对立统一的生命活动及脏腑的生理机能和病理变化的一种说理工具，是一种朴素的辩证法、方法论。

13.疾病和"证"的发展、变化，不仅是脏腑机能的变化，而且有其细胞组织结构的变化。

14."多脏腑损害和多功能不足"，是诊治老年病的重要指导思想。

15.西医辨病与中医辨证相结合的方法，是当今中西医结合治病的最佳模式。

16.五脏气虚证实质的现代研究，为中医药现代化打下了初步基础。

注：①前12条，是脏腑学说的原创论点，详见参考文献1、6。

②13条至16条，均为脏腑学说的新论点。请详看本书《脏腑论的现代研究之发展》。

③本文所指的"病"或"疾病"主要是西医的病。

第二章　对脏腑论的评价

一、国内

1962 年脏腑学说发表后，首先得到《伤寒论》现代研究专家杨麦青教授的赞同，在 1963 年 5 月 3 日《健康报》上发表了题为《脏腑学说是中医理论体系核心》的文章。中医界老前辈邓铁涛教授说："脏腑学说揭示出祖国医学是有一个理论体系的，它是中医理论的重要一环，离开了它，阴阳五行、四诊八纲、辨证论治便无所依归。""用新科技研究中医的脏腑学说将发现其中更为先进的内涵，可为预卜。"中国科学院院士，原中国中西医结合学会会长陈可冀教授说："许自诚教授率先提出脏腑学说是中医药学理论体系核心的构思，继承而发扬，返本以开新的思维方式，说明辨证论治与脏腑体系的胶柱关系理论认识。1993 年在香港召开的中国文化与中国医学国际会议上作了《中国文化与中医脏腑学说》的大会报告，反响很好。"我国著名的中西医结合专家黄星元教授说："脏腑学说提出的主要论点，已逐步成为指导编撰中医学院教材，开展中医理论和中西医结合临床研究主要的参考依据，近年被收入《中国医学百科全书·中医基础理论》的词目，成为具有学术权威性的规范论述。"我国著名中西医结合专家、脏腑学说的主笔之一、我的同学、原广州暨南大学医学院院长、香港大学教授张大钊说："回想当年（1961 年）我们写了一篇由自诚兄首先构思，并经过当时卫生部主管中医工作的郭子化副部长首肯的论文《从脏腑学说来看祖国医学的理论体系》。当《人民日报》破例刊登出的时候，我们感到总算为继承、发扬中国的传统医学尽了自己的一份力量。之后，自诚兄又经过几十年的深入研究，又有了不少新的创新和发挥，将会对继承发扬中国医学方面，做出更有价值的贡献，为中医现代化，走向世界迈出了坚实的一步。"（以上国内评价，见《中医脏腑学说的研究与应用》一书的序）

1995 年 9 月 30 日，中华人民共和国卫生部原中医司吕炳奎司长说："《中医脏腑学说的研究与应用》，我认为这本书是近代研究中医学的最有代表性的理论著作，希望你进一步研究探讨，把中医理论体系提高到高度规律性的水平。"原兰州大学第一医院院长、老年病专家严祥教授说：许教授从 20 世纪 60 年代初应用中、西医理论对比的思维方式，提出了并一直研究的"脏腑学说"，对继承、发扬、整理和提高中医的理论发挥了重要作用。并提出了"中医要向微观发展，西医要向整体倾斜"的理念。长期从事中西医结合临床事业，擅长治疗胃肠病，展示了良好的疗效和病人的信任。我国著名中西医结合专家，原中国中西医结合学会秘书长陈士奎教授说："脏腑学说是中医理论核心，是指导临床辨证论治的基本理论根据。发表后，'一匡天下'，对继承发扬中医药学理论研究起到历史性重要推动作用。"

从以上可见，脏腑学说的学术价值，已经得到了国家卫生部门领导的肯定，中医界老前辈、全国主要著名中西医结合传家、教授、学者的广泛赞同。

二、国外

英国著名针灸学家杰莱·罗斯（Jeremy Ross）于 1986 年，在其所著《脏腑——中医药学的器官系统》（ZANG FU：The Organ Systems of Traditional Chinese Medicine）中明确指出"脏腑是形成中医学及其生理学、病理学等的核心"。《脏腑——中医药学的器官系统》一书 1985 年第二版出版后，连续 14 年（1985—2005 年），每年重印一次，足见销路之广、影响之深。澳大利亚著名的针灸教育家约翰·马克杜那（John Mc Donald）和焦·培那（Joel Penner）译著《脏腑证的鉴别诊断和治疗》（ZANG FU SYNDROMES：Differential Diagnosis and Treatment）在澳大利亚影响较大。他强调该书不仅适用于学生，而且是中医专业人员作为研究脏腑问题的梯子。从此可见，脏腑学说已得到了国外学者们的关注和认可，并在临床、教学及研究上起了重要的作用。

第三章　脏腑论的展望——中医药要现代化

综观以上论述，著者认为脏腑学说可称为中医药理论体系的核心，而且已经经历了半个多世纪的反复验证，经得起历史的考验。鉴于中医药学历史悠久（几千年）、博大精深、浩如瀚海，著者仅对其理论核心，认真地做了整理研究，也谈了自己的认识和观点，请同道们研究指正。对于中医临床各科的特点，著者也做了初步论述，详见本书中篇第八章。

关于中医药现代化的问题，是我们长期以来最关心的问题。早在 20 世纪 50 年代，毛泽东主席就提出"中国医药学是一个伟大的宝库，应当努力发掘，加以提高"，又说："要以西方的近代科学来研究中国传统医学的规律，创造中国的新医学。"这个指示，为我国传统医学指明了今后发展的方向，并鼓舞着我国广大中医界和西医学习中医的同志们，经过半个世纪的不懈努力，不畏艰险，克服困难，为这一奋斗目标，做出了应有的贡献。

2013 年，著者曾写了一篇题为《中医学的科学内涵与中西医全面结合的理论探讨》的文章，并在甘肃省西医离职学习中医班上做了介绍。认为中国传统医学是世界各国传统医学中的主流，它的理论体系比任何一种传统医学的理论体系完整，蕴藏着极其丰富的科学内涵，需要进一步挖掘。

2016 年习近平主席指出"中医是中国古代科学的瑰宝"。这个指示，进一步加深了我们对中医药伟大宝库的认识，提高了自己对我国传统医学蕴藏着科学内涵的认识水平。2017 年 8 月，国家科技部发布《中医药现代化研究重点专项 2017 年度项目申报指南》，使中医药现代化的问题终于提到了国家的议事日程，并做出了具体的要求。2017 年 10 月，党的十九大报告中明确提出 2035 年中国基本实现现代化，这就充分显示出我国中医药现代化的迫切性、需要性及重要性。因此，我们的事业，要紧紧依靠党和国家，同时也要自信，我坚信我们这些热爱中医，从事中医药事业的同道们，应该承认在我们的骨髓里，无疑存有几千年中医文化的基因，更能自觉地联系、团结其他有关科技力量(包括单位和人)，把握新时代的脉搏，与时俱进，放眼世界，共同将我们祖先遗留下来的宝贵科学瑰宝、理论精髓与现代科学融合提高，走现代化的道路。这是一项极其复杂而艰巨的医学工程，也绝不是短期内能够完成的，而且涉及面很广。

中医药如何现代化，著者仅提出个人的一些想法，供同道们参考：

1.在临床诊疗疾病时，应继续坚持运用过去和现在行之有效的"西医辨病与中医辨证"相结合的方法(即病证结合法)。因为西医辨病诊断的依据是比较先进的现代化的手段及方法，而且是国际化的统一标准。因此，借鉴是必要的，既利于疗效的提高，达到取长补短、优势互补的作用，更可促进中医药化的问题。"中西医结合可能是中医药现代化的捷径"，这是著者多年前经常提出的一句话。

2.用科学的方法研究中医的病因、病机学。首先应对"六淫病因如风寒暑湿燥火"等的实质，用科学的说理阐明清楚，如"风邪"的实质，通过多年辨病的临床实践，而认识到"风"指皮肤发痒、游走性关节疼痛、来无踪去无影的荨麻疹、眩晕、抽搐、痉挛、角弓反张等临床现象。这些病因，对人体脏腑及其组织结构及物质代谢方面，起到了怎样的病理变化(改变)。然后，再考虑探讨病因病机学的科学原理，如诸寒收引皆属于肾，诸湿肿满皆属于脾等病机十九条。

3.要充分利用现代先进的科学技术和方法，开展构建"现代中药药理学"和"现代中药毒理学"的研究。包括中药有效成分的提取，特别是对中药复方的药理作用，要出大力气进行研究。因为中医治病的优势，主要在于复方，而不是单味中药；在重大危害人民健康疾病用中药治疗已取得的成果，要进行疗效机理的实验研究，使其得到一个比较圆满的科学理论结论；对中药复方的静脉输入法，过去已取得了一些初步成效，如参麦注射液等，也要继续研究下去，这是中医药今后进一步提高疗效，广泛应用中药治疗的关键。

4.中草药及保健品的安全性不容忽视。上海交大医学院附属仁济医院消化科主任医师茅益民和原中国人民解放军第85医院陈伟教授，在国际学术刊物《胃肠病学》中发表论文《中国人药物性肝损伤发生率高于欧美 中草药和保健品是首要诱因》，对308家医院25 927例药物性肝损伤病例进行估算，每年发病率至少达23.8/10万。中草药和保健品具有潜在的肝毒性，使用者可发生肝衰竭。如何首乌、雷公藤或多味药组成的小柴胡汤等与药物性肝损害有关。这篇报道对我们中医界和中西医结合界的人来说，值得警惕。过去我们普遍认为中草药或保健品毒副作用较少，现在要改变这种观念。曾报道关木通、木防己等可导致肾衰竭，北大医学院已做了实验证实。因此，建议政府机构加强对中草药和保健品的监督、管理。我们在临床用药上要保持慎重态度，绝不可忽视。在治疗老年性、慢性疾病的患者时，如用药时间较长，建议定期检查肝功能、肾功能、血常规等，以免造成肝、肾或血液的损伤。一旦发现异常，应即刻设法纠正。为了达到这一目的，我们要坚定不移地走中医药现代化的道路。这项艰巨而复杂的医学工程的完成，必将为世界医学和人类的健康做出重大贡献。

第四章 著者十二经验方

一、胃康胶囊

【药物组成】 白屈菜、大枣等。

【治法】 温补脾胃，消胀止痛。

【适应证】 慢性萎缩性胃炎，慢性萎缩性胃炎并发不典型细胞增生，肠上皮细胞化生，慢性浅表性胃炎，慢性胃炎。对具有胃痛、胃胀、胃怕冷、粪便稀等症状的脾胃虚寒证和肝郁脾虚证患者均有较好的疗效，并能增加食欲，改善睡眠，延缓衰老。对萎缩的腺体、不典型细胞及肠上皮化生有一定的恢复和逆转功用。

【煎服法】 成年人每日 3 次，每次 4~5 个胶囊，饭前用温开水送服。包装贮藏：每瓶 50 粒，阴暗处存放。

【疗程】 3 个月为 1 个疗程，一般患者需要 1 个疗程，伴有不典型细胞增生及肠上皮细胞化生为中–重度者 2~3 个疗程。

【方解】 中药胃康胶囊，由白屈菜和大枣等，经现代科学方法研制而成的专治慢性萎缩性胃炎和并发不典型细胞增生和（或）肠上皮化生的中成药。对以上疾病具有胃痛、胃胀、胃怕冷、食欲不振、大便稀等症状的脾胃虚寒证或肝脾不和证，有较好的疗效，对逆转萎缩腺体和不典型细胞和肠上皮化生的胃癌前期病变有一定的作用。方中的白屈菜味苦性温（过去一直认为味苦、性寒，经我们临床实践和著者亲自反复口服证明是味苦性温，纠正了以往认识上的错误）；大枣甘温，两药配伍，具有温补脾胃、消炎解毒、甘缓止痛、辛开苦降（消胀）的作用。经现代药理学研究，白屈菜内含多种生物碱（白屈菜碱占 40%，及小檗碱、原阿片碱等），具有缓解胃肠平滑肌痉挛和消炎作用，也因对中枢神经有镇痛、镇静、催眠作用，故止胃痛、止腹泻效果好。现代药化研究，白屈菜对大鼠实验性肿瘤有抑制作用。大枣内含较多的环磷酸腺苷(cAMP)，有抑制癌细胞的增殖作用。我们通过高压色谱仪证实胃康内含有 cAMP 样物质。血浆内 cAMP 增多对有诱导癌前细胞向正常细胞转化的作用。住院患者(13 例)服用胃康 1 个疗程后，测定血浆内 cAMP 含量较治疗前有不同程度的增高，并随着 cAMP 含量的增高，胃癌前期病变(不典型增生及肠化生)的程度也减轻。因此，我们认为胃康有阻止癌前病变向胃癌转化的作用，这是胃康疗效的主要机制。此外，大枣内还有 9 种氨基酸、6 种糖类、多种维生素和 36 种微量元素，所以慢性萎缩性胃炎患者服用胃康胶囊后，萎缩腺体的恢复比较好，而且食欲增加，体重上升，睡眠改善，精神好转，这与其都有密切的关系，也是胃康疗效的另一主要机制。

胃康经动物实验证实，可使大鼠胃黏膜上皮病变减轻，壁细胞计数升高，黏膜厚度增加，故有一定的防治作用，为临床治疗慢性萎缩性胃炎和并发不典型增生及肠化的疗效提供了科学的实验依据。

胃康经急、慢性毒理实验证明，对心、肝、脾、肺、肾、胃等内脏，血液均无明显毒性损害。动物依赖性实验提示也无成瘾性。

胃康经原甘肃省科委省级鉴定为达国内先进水平。

胃康经原兰州大学第一医院临床应用以来，迄今 30 多年证实，对慢性萎缩性胃炎及胃癌前期病变确有较好的疗效，有逆转的作用，是当前治疗本病比较理想的中成药之一。服用安全有效，无不良反应，并有一定的预防早期胃癌发生的作用。

【验案】　郝某，男，69 岁。干部，1997 年 11 月 11 日，其女来兰为父求治。

主诉：父亲因胃部不适，住烟台解放军某医院诊治，确诊为慢性萎缩性胃炎。

病史：1997 年 10 月 19 日经胃镜检查，诊断食管中、下段炎，胃体部息肉(0.6cm×0.5cm×0.5cm)，表面光滑，边界清，萎缩伴浅表性胃炎(窦部、体部)伴肠化。病理活检(病理检验号：971280)，胃体、胃窦部重度萎缩性胃炎，伴肠化生及异型增生Ⅱ度，幽门螺杆菌检查（HP)(+)。病检军医刘某建议定期复查。因医院医生治疗观点不一致，故来求治。一种意见是手术治疗，另一种意见认为息肉较小，单发，未超过 1cm，肠化生且为非结肠上皮化生，以小肠化生为主，故暂不宜作手术，但需定期复查，继续内科治疗。著者为了进一步了解病情，即刻电话联系烟台该患者。患者自述，8月份胃痛几次，服谷维素、酵母片好转，但至今饥饿时胃中感到不舒，打嗝，不反酸，饮食如常，体重81kg。根据自觉症状，结合病理活检结果，判断为萎缩性胃炎的病变主要在胃窦部，重度腺体萎缩，胃癌前期病变，为中医的脾虚气滞型。

西医诊断：(1)重度慢性萎缩性胃炎(体、窦部，以窦部为主)。

(2)混合型胃癌前期病变(异型增生Ⅱ级，肠上皮化生Ⅱ级)。

(3)胃体部息肉(炎性息肉可能)。

(4)幽门螺杆菌相关性胃炎。

中医辨证：脾虚气滞，血瘀痰(湿)结证。

治法：健脾益气，理气降逆，活血化瘀，祛痰(湿)散结，抗癌。

鉴于患者息肉单发、较小，肠化虽然为中度，但系小肠型，可暂不行手术。而病变为重度萎缩性胃炎，且有异型增生又为中度，属胃癌前期病变，年龄又较大，有转癌的潜在可能性，故需认真治疗，采用中药治疗，半年后复查，观察疗效。

处方：气滞胃安丸 (现称消滞胃安丸)20瓶，每日中午及晚上各服12丸，胃康胶囊15瓶，每日早晨服4粒。

二诊(1998年4月19日)：患者来电，"用上药治疗半年，复查胃镜后，疗效非常好。"建议将复查后的胃镜病检结果，邮寄一份，以便对治疗先后进行对比，再安排下一步治疗方案。

三诊(4月26日)：收到患者1998年4月10日中国人民解放军某医院胃镜诊断：①食管炎(中、下段，轻度)；②胃体息肉；③浅表性萎缩性胃炎(窦部、体部)。活检部位：胃体下部3块，胃窦部3块。病理活检报告(病理号980403)，胃小弯窦及体部黏膜示中度萎缩性胃炎，体部中度肠上皮化生，以完全性小肠化生为主(杯状细胞+++)，部分呈不完全性小肠化生。幽门螺杆菌(HP)(-)。

治疗前后病理组织结果比较，重度萎缩性胃炎转成中度萎缩性胃炎，癌前期病变的中度异型增生未看到，幽门杆菌感染阳性转为阴性，肠上皮化生中度，但为小肠型。结论：服中药气滞胃安丸和胃康胶囊治疗半年，重度萎缩性胃炎降一级呈中度，异型增生消失，幽门螺杆菌已根除，治疗效果满意。由于病检军医前后均为同一人，病检结果可靠。为了巩固疗效，建议：①中药气滞胃安丸再服半年，服法同前。②宜常服香菇、红枣、洋葱等食物。

【用药思路】　患者郝某，经胃镜和活检确诊为重度慢性萎缩性胃炎，并发混合型胃癌前期病变及幽门螺杆菌相关性胃炎。根据表现胃胀、打嗝、胃中轻度不舒及饮食正常等证候，结合患者体胖，"胖人多痰湿"的体质特点和西医的诊断，辨证为脾虚气滞、瘀痰互结型萎缩性胃炎伴发胃癌前病变。采用具有健脾益气、理气降逆、祛痰化瘀、抗癌等作用的中药"气滞胃安丸"（浓缩丸）为主（每日 2 次）的方法治疗半年。结果显示，胃黏膜萎缩的腺体由重度转为中度，胃癌前期病变（中度异型增生及中度肠化生）消失，幽门螺杆菌转阴性，可以说疗效很满意。其疗效的机制是这两种治疗本病有效的中药起了综合治疗的作用。幽门螺杆菌转阴，可能与内含丹参、赤芍、白花蛇舌草等中药具有中度抑制该菌的作用有关。黄芪、大枣等中药又具有增强细胞免疫的功能，萎缩性胃炎患者脾虚者一般都有免疫功能低下。胃康经临床和实验证明，具有较好的增强免疫的功能。1997 年又经实验性萎缩性胃炎动物模型证明，胃康又是一种抗氧化剂，能较好地清除自由基，延缓细胞的衰老，故对患者萎缩胃腺体的恢复起了良好的作用。此外，取得疗效的另一机制，与胃康中含有多种生物碱，其中白屈菜碱占 40% 有重要的关系；其又含有较多的环磷酸腺苷（cAMP），经实验研究证实，此物质对癌细胞有抑制作用。我们的临床实验同样证明了中-重度萎缩性胃炎伴发肠化和（或）异性增生患者的血浆内 cAMP 的含量偏低，经胃康治疗后，其含量都有不同程度的升高。因此，有力地说明了胃康治疗慢性萎缩性胃炎的机制是多方面的。

二、消滞胃安丸

原名气滞胃安丸，兰卫药普制准字(95)00527。

【组成】　生黄芪、炒白术、枳壳、丹参、白花蛇舌草等 16 味药。

【治法】　健脾理气，化瘀抗癌。

【适应证】　慢性胃窦炎，慢性萎缩性胃炎，慢性萎缩性胃炎并发细胞异型增生，肠上皮细胞化生，功能性消化不良等，对具有胃饱胀、胃中沉重、打嗝（嗳气）多，胃痛不明显或较轻，大便或干或稀等症状的脾虚气滞证患者，有比较显著的疗效。

【煎服法】 成年人每日 3 次，每次 10~15 粒，饭前或饭后 1h，用温开水送服。包装贮藏：每瓶 200 粒，阴暗处存放。

【疗程】 3 个月为 1 个疗程，一般需要 2~3 个疗程。

【方解】 本方主要用于治疗慢性胃窦炎，慢性萎缩性胃炎，慢性萎缩性胃炎并发细胞异型增生(不典型增生)和(或)肠上皮细胞化生，功能性消化不良，或慢性浅表性胃炎。对具有胃胀，胃中沉重，食欲好，怕吃多，多吃时胃胀加重，打嗝，胃痛不明显或轻度隐痛，大便或稀或干，舌苔白，舌质正常，脉沉缓或沉细等特征的脾虚气滞证有比较显著的疗效。方中的生黄芪、炒白术健脾益气，枳壳(或枳实)理气消胀为主药；丹参、赤芍、白花蛇舌草等活血化瘀、解毒抗癌为辅药。其 16 味中药，科学配合，起到补益脾气、理气消胀、活血化瘀、解毒抗癌的作用，增强患者的免疫功能，特别是细胞免疫，促进胃的蠕动，改善胃黏膜的血液循环，使胃黏膜的炎性细胞迅速消退。

消滞胃安丸经毒理实验证明，无明显不良反应。自 1995 年兰州某门诊临床应用起，至今 24 年来，疗效比较显著，深受患者的欢迎，也未发现不良反应。

【验案】 魏某，男，57 岁，干部，1996 年 12 月 5 日初诊。

主诉：经兰州某医院胃镜检查确诊为肠化型重度萎缩性胃炎 1 月余。

病史：1 月来，食欲减退，怕吃凉食，吃后胃中不舒。

检查：患者体胖，舌、脉无明显异常，上腹柔软，无压痛，未摸到包块。胃镜下，胃窦部黏膜粗糙，呈卵石样变，色苍白，胃体及胃底略苍白，食管未见异常。病理活检结果，一块胃窦黏膜腺体半数消失，另一块腺体几乎完全消失，由肠上皮化生腺体取代，这些腺体大部分看不到刷状缘，间质有多量淋巴细胞和少量嗜酸性细胞浸润。组化染色(PAS 和 AB)显示肠化腺体杯状细胞，内含唾液酸黏蛋白成分。诊断：重度萎缩性胃炎合并重度肠化(小肠型不完全性肠化生)。

西医诊断：(1)重度慢性萎缩性胃炎(胃窦为主)。

(2)肠化型胃癌前期病变(重度肠化，小肠型)。

中医辨证：脾虚气滞，血瘀痰(湿)结证。

治法：健脾理气，化瘀，祛痰(湿)，抗癌。

处方：气滞胃安丸，每日 3 次，每次 15 粒，饭后 2h 口服。

二诊(1997 年 4 月 5 日)：患者共服气滞胃安丸 3 个月，食欲增加，已能进凉食，吃肉时偶感胃中不舒，别无异常感觉，舌象正常，两脉沉缓。建议再服气滞胃安丸1月，贞芪扶正冲剂1包，每日3次，之后，胃镜复查。

三诊（5月20日）：仍在兰州某医院作胃镜检查（胃镜检查号13027），结果示：胃窦部黏膜呈颗粒状，充血，水肿，有散在的浅糜烂，胃体和胃底黏膜无异常。病理活检(9705-97.5.21)结果示：胃窦黏膜组织表面上皮缺失，水肿，较多淋巴细胞浸润，少量腺体残留，纤维组织增生。诊断为重度慢性萎缩性胃炎。治疗前后经胃镜及病理组织结果比较，黏膜由苍白转为充血、水肿，卵石样改变成颗粒状，说明黏膜病变有所改善，病检虽为重度萎缩性胃炎，但重度肠化未看到，提示胃癌前期病变的诊断已不存在。

四诊（5月24日）：共服气滞胃安丸30瓶，贞芪扶正冲剂1个月，病检结果提示胃癌前期病变已不存在，病理性炎性细胞浸润依然较明显，腺体仅有少量残留，提示萎缩程度仍为重度。自觉在饮酒或吃刺激性食物后有一点不舒服，面色红润，精神饱满，体重与过去一样。治疗效果比较满意，解除了胃癌前期病变的危险性。为了巩固疗效，再服气滞胃安丸6瓶。服法同前。

五诊（6月28日）：为了加强或促进萎缩腺体的恢复、炎症和糜烂的消失，拟采用中药汤剂治疗观察一阶段。治法是健脾益气，化瘀散结，佐以生肌敛溃。处方：生黄芪30g，灵芝20g，炒白术9g，枳壳15g，丹参20g，赤芍15g，莪术18g，皂角刺9g，薏苡仁30g，白及15g，陈皮10g。水煎服，每日1剂。每剂水煎2次，混合后每日分2次口服。

六诊（8月2日）：已服上药汤剂30剂，胃部已无不舒的感觉。前方灵芝加至30g、丹参加至30g，以增强益气化瘀的作用，再服上药，定期复查。黄芪、灵芝具有较好的增强免疫的功能。

【用药思路】患者系一例重度萎缩性胃炎并发重度肠化型胃癌前期病变。从所表现的食欲减退，胃中怕吃凉食，体质肥胖等症状分析，属于本病的脾虚气滞，血瘀痰（湿）结证。腺体萎缩及癌前病变的部位，主要在胃窦部，呈卵石样增生，适用中药消滞胃安丸治疗。患者共服药半年（3个月1个疗程），30多瓶，共2个疗程的治疗，胃镜复查，重度肠上皮化生消失，胃癌前期病变得到了控制，但重度萎缩性胃炎的病理组织变化依然存在。为什么重度萎缩的腺体不能恢复，著者认为可能与年龄较高有关，体质肥胖可能也是一个因素。为了进一步促进萎缩的胃腺体恢复，炎症消退，故又采用健脾益气，增加机体免疫功能，活血化瘀，祛除痰湿，改善胃部血液循环及微循环的方法，使用中药汤剂治疗，观察一段时间。在我们过去治疗本病的案例中，同样遇到几例这样的病人，年龄一般在60岁以上，都经过规律的治疗(2~3个疗程)。尽管患者本人的自觉症状完全消失，食欲明显好转，体重增加，精神饱满，但重度萎缩的腺体还是不变。国外学者Imai曾说过："慢性萎缩性胃炎是一种半生理性疾病。"著者同意这种观点。人至老年后，全身的各个器官和组织、细胞都处于不同程度的退行性改变，功能减退，胃部的腺体也不例外。由于这种生理情况与病理情况交织在一起，使病情复杂化，加之机体的免疫功能减弱，治疗就比中青年人难以取得预期的疗效。因此，老年性重度萎缩性胃炎的防治，是值得今后进一步研究的课题。

三、运脾理气防癌汤

【组成】 生黄芪 30g，灵芝 24g，厚朴 15g，枳壳 15g，香橼 15g，制半夏 12~15g，陈皮 9g，丹参 30g，莪术 15~18g，赤芍 15g，白花蛇舌草 30g，桂枝 12g，炙甘草 9g，大枣 6 枚。

【治法】 健脾益气，理气和胃，化瘀抗癌。

【适应证】 中度以上慢性萎缩性胃炎伴发轻-中度异型增生(不典型增生)，重度异型增生，和(或)肠上皮化生，具有胃胀、胃沉重、打嗝、食欲减退、疲乏、消瘦、舌色正常，舌苔白薄，脉沉细或沉缓等特征的脾虚气滞、痰瘀互结证。

【方药加减】 脾气虚严重加党参 20g(舌苔厚者不能用)或红参 10g，无灵芝时可用党参代替；食欲明显减退者加炒麦芽 30g、石菖蒲 9g，党参改为太子参，胃镜下有糜烂加白及 15g、薏苡仁 30g，有颗粒状增生或隆起损害时加山慈姑 15~20g、皂角刺 6g。

【煎服法】 先用水洗药 1 次再用水煎服，成年人每日 1 剂。每剂水煎 2 次，每次至少 40min，将药液混合后，每日分 2 次，饭前 1h 温服。

【疗程】 3 个月为 1 个疗程，至少需 2 个疗程，3 个疗程较好。按医嘱疗程服完后，注意胃镜复查，并取活检。

【方解】 本方主要用于治疗脾虚气滞、痰瘀互结证。此证有转胃癌的潜在危险性。它的宏观辨证特点与慢性萎缩性胃炎(主要在胃窦部)表现的脾虚气滞证一样，微观辨证不同，值得注意和重视。胃镜下所取的活检，在显微镜下呈现有不典型增生(异型增生)和(或)肠上皮细胞化生。异型增生或肠化生的程度(级别)在中度以上时成为胃癌前期病变，具有转癌的潜在危险性。这并不是说一定能转为胃癌，是可以治的病。患者一定要配合医生的治疗方案，坚持治疗，一定能取得比较满意的疗效。我们曾总结治疗胃癌前期病变 40 例，有效率达 89.9%，消失率 61.3%，对中度异型增生的消失率达 81%(胃黏膜癌前病变中医药治疗的临床研究，新消化病学杂志，1991 年第 4 期)。轻度不典型增生，是一种炎性反应，不属于癌前病变，不必介意。本方的治疗方法，在健脾益气的基础上，化瘀药不可少，再加用具有一定抗癌作用的中药进行干预。方中的莪术、白花蛇舌草具有这种作用。据实验证明，莪术对各种小鼠移植性肿瘤确有一定的抗癌效应，其抗癌的主要成分为莪术醇和莪术双酮。用量至少 15g，最多加至 20g，用量不可再大，否则易引起肝、肾损害。白花蛇舌草有一定的抗癌作用，味苦性寒，对胃癌、食管癌、直肠癌等多种癌症有效，用量至少 30g，可加至 50g，与莪术配合应用。根据我们的经验，两者确有较好的抑制不典型增生和肠上皮细胞化生的作用。薏苡仁也有抗癌作用(薏苡仁的乙醇提取物腹腔注射能抑制艾氏腹水癌细胞的增殖，显著延长小鼠的生存时间，使细胞核分裂停止在中期)，可与前两种抗癌药联合应用。近年来，薏苡仁的提取物已制成静脉注射液，称"康莱特"，广泛用于癌症的治疗。总之，本方治疗胃癌前期病变的原则，必须要在健脾益气，增加患者的免疫功能，提高抗御疾病能力的前提下，加用抗癌中药治疗，才能取得较好的疗效。若单独使用中药抗癌，其抗癌作用确实不如西药化疗的作用强，所以单独使用中药抗癌的思路不可取。

【验案】董某，男，60 岁，干部，1996 年 4 月 26 日就诊。

主诉：检查出慢性萎缩性胃炎伴发异型增生和肠化生，要求中医治疗。

病史：有胃病史多年，1996 年 4 月初，因血压低住甘肃省某医院内科。4 月5 日做上消化道内窥镜检查，胃镜诊断：① 慢性萎缩性胃炎(胃窦部呈结节性增生，白色为主)。② 贲门垂直部有一糜烂，约 0.3cm×0.3cm，后壁处充血、水肿、质脆。性质待病检，如病检正常，建议定期复查。③ 幽门螺杆菌(++)。病检诊断(病理室编号 88009)：胃窦胃角慢性萎缩性胃炎Ⅰ级，活动期。贲门慢性萎缩性胃炎Ⅱ级，伴肠化Ⅱ级，伴异型增生Ⅱ级。自觉胃胀，打嗝，食欲差，疲乏，精神有负担，要求用中药治疗。

检查：发育、营养尚可，精神较差，上腹部剑突下有压痛，脉沉缓，苔白。

西医诊断：(1)中度慢性萎缩性胃炎伴贲门糜烂。

(2)混合型胃癌前期病变(中度异型增生和中度肠化)。

(3)幽门螺杆菌相关性胃炎。

中医辨证：脾胃虚弱，气滞血瘀证。

治法：健脾理气，化瘀收敛。

处方：生黄芪30g，党参15g，制半夏15g，枳壳15g，丹参30g，莪术18g，白及15g，白蔹12g，茯苓18g，陈皮10g，炙甘草12g，大枣10个。每日1剂，水煎2次，将药液混合后，每日分2次口服。抗幽门螺杆菌感染：阿莫西林500mg，一日3次，果胶铋2片，一日3次，4周1个疗程，建议服2个疗程。

二诊(7月27日)：患者服以上中药共2个月，抗幽门螺杆菌感染2个疗程，食欲可以，体重保持，晨起后腹胀，大便正常。上腹剑突下压痛仍存在，脉缓力弱，舌苔薄白。前方加补血药当归、白芍各12g，每日1剂，继续服用。

三诊(8月23日)：服上药3周，病情基本稳定，但近日来胃痛、胃胀，半夜痛甚，影响睡眠，精神疲倦，上腹压痛，舌苔白腻，脉沉缓无力。辨证为脾阳不足，寒湿不化，血瘀而痛。采用温阳化湿、化瘀止痛的方法，选用香附丹参饮加味治疗。方药：香附15g，肉桂10g，砂仁9g，陈皮9g，丹参15g，檀香10g，生蒲黄10g，炒五灵脂10g，延胡索15g，川楝子9g。水煎服，每日1剂，煎服法如前。

四诊(10月7日)：服上药4剂后，胃痛消失，精神好转。在此基础上，加用益气的中药生黄芪20~30g、灵芝草20g，提高患者免疫功能。坚持服用汤剂约一个半月，胃痛、胃胀等再未复发，身体无其他不适，脉缓有力，舌苔薄白。估计贲门部的糜烂面可能已愈合，遂又转入治疗萎缩性胃炎伴发胃癌前期病变，拟活血化瘀法，用健脾理气防癌汤治疗。方药：生黄芪30g，灵芝草24g，厚朴15g，枳壳15g，香橼15g，制半夏12g，陈皮9g，丹参30g，莪术18g，茯苓18g，桂枝12g，炙甘草9g，大枣6个。每日1剂，水煎服。

五诊(12月24日)：患者坚持服用以上中药2月多，已无明显自觉症状，体重、饮食、大便均保持稳定，睡觉也正常，脉舌无异常。暂停服汤药，改用气滞胃安丸，每日3次，每次15粒，饭前口服。

六诊（1997年12月1日）：患者今年1~3月，只服气滞胃安丸20瓶（1个疗程），以后间断服药，一年来病情平稳无波动。于11月20日又在甘肃省人民医院消化科做胃镜复查，胃镜诊断：贲门垂直部的糜烂消失，水肿消失，仅有局灶性充血（贲门部炎症，待活检）。胃窦、胃角多处有结节状增生（疣状胃炎）。病理组织活检（病理号94249）：贲门慢性萎缩性胃炎Ⅰ~Ⅱ级，伴灶性异型增生Ⅰ级。幽门螺杆菌（+++）（HP test paper）。与治疗前比较：贲门部糜烂消失，异型增生降1级，并呈灶性，萎缩性胃炎Ⅱ级减轻，胃窦、胃角萎缩病变未改变，仍为Ⅰ级。幽门螺杆菌感染未根除。结合临床表现，患者已无明显自觉症状，萎缩性胃炎好转，胃癌前期病变的诊断已不存在（异型增生Ⅱ级时，才能称为癌前病变，Ⅰ级时为炎症反应性改变，不能称癌前病变），幽门螺杆菌未根除可能与耐药性较强有关，也可能与抗HP感染的药味、药量及组合不合理有关（现主张三联疗法，而患者只用两联疗法，2个疗程）。

2年后随访：患者于1999年11月1日，在西安某医院消化科进行胃镜复查，胃镜诊断：①食管静脉曲张（轻度）；②食管炎；③浅表性胃炎（贲门、胃底轻度充血，胃窦部轻度水肿）。病理诊断（病检号99-4619）：贲门黏膜慢性炎症伴鳞状上皮单纯增生。未做幽门螺杆菌检查。从以上胃镜复查的结果看，疗后2年患者的萎缩性胃炎已达到临床治愈，贲门部糜烂痊愈，肠化生消失，异型增生再未出现，表明贲门部癌前病变已无，潜在的危险因素已得到控制。

【用药思路】　此病人患中度萎缩性胃炎伴发中度异型增生和肠化生的胃癌前期病变，由于病变部位主要在贲门部，出现糜烂、组织易脆等特点，引起消化科医生和我们的重视。据1990年任登先教授报道，甘肃省经胃镜检查101 251例中，胃癌的检出率占7.69%，其中河西地区最高，贲门胃体癌也以该地区为高。在全军消化系统疾病学术会议上有人报道，发生在贲门、胃底部的糜烂性损害，应保持警觉。据以上报道和我们的临床实践经验，故对此病人的治疗给予足够的重视，并密切观察。

在制订治疗方案的思路上，首先用了抗幽门螺杆菌（HP）的西药，进行了2个疗程的治疗，旨在消灭"癌症"的潜在危险因子。然后，采用中医辨证施治。对辨证为脾胃虚弱，气滞血瘀的证型，我们在选用了惯用的健脾理气、化瘀散结处方的基础上，加用收敛的中药。以黄芪、党参或灵芝健脾益气，提高患者的细胞免疫功能；丹参、莪术或赤芍等改善胃黏膜的微循环障碍，促进萎缩腺体的恢复和炎性细胞浸润吸收；厚朴、枳壳、香橼、制半夏、陈皮加强胃的蠕动下降功能，减轻胃胀、打嗝等自觉症状；白及和白蔹收敛止糜烂。脾虚胃弱者，加炙甘草、大枣、太子参、石菖蒲等，促进食欲。因气虚而偏寒者加桂枝。其中莪术用量至少15g，最多加至20g，用量不可再大，否则易引起肾损害。实验证明，莪术对各种小鼠移植性肿瘤确有一定的抗癌效应，其抗癌的主要成分为莪术醇和莪术双酮。健脾益气药配合莪术等化瘀散结药，对异型增生和肠化生的改变可起到重要的作用。

用以上中药治疗约3个疗程，同时加用中成药气滞胃安丸1个疗程，抗幽门螺杆菌西药2个疗程，结果是：贲门部的癌前期病变消失，糜烂愈合，中度慢性萎缩性胃炎转为浅表性胃炎，达到满意的治疗效果，解除了病人的负担。治疗后复查时，幽门螺杆菌未根除，2年后随访时又未做此检查，故情况不明。因为据最近调查报道，贲门部的糜烂经5~10年，50%转变成贲门癌，所以此患者仍需定期复查，密切注意癌变。

四、益气(心气)生脉升压汤

【组成】 生黄芪30g，党参20g，麦冬15g，五味子9g，黄精15g，桂枝10g，炙甘草15g。

【治法】 益气、强心、升压。

【适应证】 慢性低血压、直立性低血压。平时血压一般维持在收缩压90mmHg，无自觉症状，发作时收缩压可降至90mmHg以下，甚至70~80mmHg，感到头昏、头晕、出汗、疲乏。站立过久或蹲下后起来过猛，易发生头晕或晕倒，脉沉细、舌象正常等特征的心气虚证。

【不良反应】 个别患者服药5剂后，可出现轻度浮肿，心跳增快，停药后可自动消失。服药剂量、服法、时间需遵医嘱，否则易导致短暂性高血压。头部并有布裹的紧扎感，头痛，立即停药，休息后，血压可缓缓下降。

【方药加减】 若血压过低，党参改为人参6~10g。

【煎服法】 先用水洗药1次。服药前先测量血压，然后开始服药。每日1

剂，水煎 2 次，将药液混合后，上、下午各口服 1 次。连续服 5 剂后，再测血压。如果收缩压上升达到 90mmHg 以上（90~120mmHg）即可停服。如果刚达到 90mmHg，又有头昏、头晕等症状，还可再服 3 剂。

【疗程】　成年人慢性低血压一般服用 6~10 剂，即可达到升压目的。

【方解】　本方主要用于治疗慢性低血压病。患者头昏，出汗，疲乏，病期较长，几年或十几年不等。头昏严重时，影响脑力劳动，不能持续工作。著者的经验，出现以上症状，可能是心肌收缩功能不足，引起脑供血不足。中医的病机是心气虚，不能鼓动血脉的气血上升于脑所致。方中的党参、麦冬、五味子（生脉散）补益心气，养阴生津，配合生黄芪加强功效，再加黄精功效更强，以上为主药。桂枝、炙甘草温通心阳，名桂枝甘草汤，为善治患者因出汗多出现心悸的有名成方，为辅药。据现代医学研究，生脉散具有改善心肌新陈代谢，增加心肌的收缩功能。桂枝有强心功能，动物实验能使小鼠心肌营养性血流量增加；甘草有促皮质样激素的作用而血压上升，能使多种动物的尿量及钠排出减少，对大鼠的水、钠潴留作用强（见《中华本草》，上海科学技术出版社，1996 年版，第 871 页）。如上诸药配伍，增强了心肌的收缩功能，血压得到上升，脑供血不足有了改善，达到治疗的目的。方中每味药的用量，必须按照规定量投入，剂量少达不到升压作用，剂量过大易造成血压高，这是我们的实践经验所证实的，请医师注意。但也不要拘泥，因人有个体差异，可根据患者的具体情况，辨证用药。

【验案】　张某，男，53 岁，干部，1993 年 5 月 13 日来诊。

主诉：2 年来，连续 4 次"昏厥"，要求中医治疗。

病史：4 次"昏厥"，均在饮酒后发作，每次饮酒 50ml（一两）左右。平时饮酒量大，有时一次可饮 250ml（半斤）。突然起床接电话或开门时也易发作。平日血压偏低 90/60mmHg。经甘肃省某医院 CT 检查，颈椎拍片，脑血流图、心电图等检查，除轻度脑萎缩外，其他均无异常。最后分析昏厥与血压低有关。血脂正常。

检查：一般情况好，营养中上，舌象无异常，脉沉细，血压 90/60mmHg，心音好，律齐。

西医诊断：慢性低血压。

中医辨证：心气虚证。

治法：温补心阳，益气升压。

处方：益气生脉升压汤（著者经验方）。党参 30g，麦冬 15g，五味子 10g，生黄芪 30g，炙甘草 15g，桂枝 10g。6 剂，每日 1 剂，水煎服。服药前测量血压，服完 6 剂后再测血压，若血压上升到正常值，即可停服此药。

二诊（5 月 24 日）：自述服第 3 剂中药后，血压逐渐上升，从 102/70~106/70mmHg，再到 110/80mmHg，曾运动后一次达 120/80mmHg，但睡觉后又恢复到 110/80mmHg。患者认为治疗很满意，但怕以后血压又下降。服药后口不干，头不痛，脉缓有力，舌象无异常。如以后出现血压下降时，可以再服上药数剂，以巩固疗效。

【用药思路】 慢性低血压，是一种较常见的病，发病率不如原发性高血压多。患者的收缩压一般在 90mmHg，平日仅有轻度头晕、出汗，对工作无多大影响，所以常引不起患者的注意。发作时，收缩压常在 90mmHg 以下，轻则头晕，重则昏倒，面色苍白，出冷汗，脉沉细或微，呈休克状态。此时，即刻卧倒，症状可以缓解或消失。

中医将此病划归于眩晕范围。著者认为引起低血压的病机，可能与心气虚有关，因此常采用补益心气的方法治疗多例患者，往往收到比较满意的效果。

补益心气的方法，主要用生脉散加味。由党参、麦冬、五味子、生黄芪、桂枝、炙甘草等组成，定名为益气生脉升压汤。一般服用 6 剂后血压即可上升，达到治疗的目的。若 6 剂不行还可多服 2~3 剂，但是，当血压达到正常成年人血压值（收缩压 110~120mmHg，舒张压 70~80mmHg）后可停服此药。益气生脉升压汤的升压原理：因未作现代药理实验，尚难说清。根据著者的临床实践证明，用此药升压比较缓慢而持久，推理可能与增强心肌的收缩力及肾上腺皮质激素样的功能有关。用药时的注意点：一是药量，炙甘草的药量必须是 15g、黄芪 30g、党参 15~30g。二是剂数，一般病人只需 6 剂，即可达到有效治疗量。三是血压，服药前测血压 1 次，服完 6 剂药后再测血压 1 次，若血压已上升到成年人正常值时不需再测，若血压上升不理想，还可酌加 2~3 剂，服完后再测血压。四是不良反应，一般无毒副反应，个别患者因服 6 剂药后，虽然血压上升而达到正常值，但觉头部有发紧感，经停服后即可消失，或饮茶水也可很快消失。因甘草一药，内含甘草次酸，具有肾上腺皮质激素样作用，个别患者可能因水、钠盐滞留，导致浮肿。若浮肿轻者，停药后可自行消退，浮肿重者，可服氢氯噻嗪 25mg，每日 1 次，1~2d 即可。

五、温脾(脾肾)止泻汤

【组成】　肉桂 10g，党参 15~30g，炒白术 9g，干姜 9g，诃子 30g，延胡索 15g，木香 9g，小茴香 10g，炙甘草 9g，白芍 12g。

【治法】　温补脾阳或脾肾之阳，理气固涩。

【适应证】　慢性结肠炎，慢性腹泻，或内窥镜下见直肠、乙状结肠有充血、水肿。具有每日腹泻次数多，大便带黏液为主，腹痛，舌色青或正常，舌苔白或水润，脉沉细或沉迟等特征的脾阳虚型或脾肾阳虚性腹泻证。若大便以带脓血为主，舌苔黄腻，脉滑数，或大便以血为主，兼有黏液者，均不可用，须去医院进一步检查。

【方药加减】　黎明时腹泻明显，加吴茱萸 10g、五味子 9g；每日腹泻次数多加益智仁 15g，或制附子 6~10g；里急后重者加枳壳 6g、桔梗 6g；舌苔白厚，减干姜至 6g，加砂仁 9g、茯苓 15~20g。

【煎服法】　先用水洗药 1 次。有附子者用开水煎，成年人每日 1 剂。每剂水煎 2 次，将药液混合后，每日分 2 次温服。

【疗程】　1 个月为 1 个疗程。因本病易复发，可服 2~3 个疗程。服药期间，个别患者可偶发荨麻疹、恶心、腹痛、腹泻等过敏反应，请注意。

【方解】　本方主要用于治疗慢性结肠炎、慢性腹泻表现有脾阳虚证或脾肾阳虚证的病人。由于本证病期较长，开始时多为脾气虚证，用党参、白术、干姜、炙甘草(理中汤)温补脾气，可以见效。以后病情加重，每日大便次数增多，吃生冷饮食、油腻食物或饮白酒后即刻腹泻，病情转入脾阳虚证，再加肉桂温补脾阳，方能奏效；如大便呈水样，所谓"下利清谷"，黎明时腹泻，甚至全身怕冷，病情更重，转入脾肾阳虚证，方中制附子正为此而设，名为桂附理中汤，并有四逆汤之意，药证相符，往往收到效果；加吴茱萸、五味子、小茴香，增强温补脾肾的作用，诃子配木香理气固涩，芍药甘草汤缓解胃肠平滑肌痉挛而止腹痛。如此诸药，合理配伍，按病情层层入扣，药效直达病所。所以，本方对多年的慢性腹泻，可以获得良好的治疗效果。

【验案】 凡某，男，60岁，农民，1999年10月23日求诊。

主诉：患慢性结肠炎2年，近来病情加重，故来兰州求治。

病史：腹泻4年，2年前曾去县医院诊治，经纤维结肠镜检查，发现乙状结肠和直肠段黏膜充血、水肿，但无溃疡、肿物和狭窄，诊断为慢性结肠炎。自那时起，两年来一直用中西药治疗，并不见好转，大便稀溏，有时呈水样，每日1~2次，不带黏液和脓血，左下腹疼痛。近来病情加重，每次大便后，感到疲乏至极，出现头晕、视物不清、手足麻木等症状，必须立即卧床休息，用热水袋在腹部热敷，约1h后各种症状才能逐渐好转，最后消失。肝功检查正常。

检查：身体消瘦，面色萎黄，晦黯，无贫血状，舌质青，舌边有切迹，脉滑。

西医诊断：慢性结肠炎。

中医辨证：肾阳虚性腹泻证。

治法：温补肾阳，理气固涩。

处方：桂附理中汤合四神丸加减。肉桂10g，制附子6g，炒白术9g，茯苓15g，吴茱萸10g，五味子9g，枳壳10g，延胡索12g，小茴香9g，木香9g，白芍12g，炙甘草9g。每日1剂，开水煎服。每剂水煎2次，将药液混匀后，每日分2次温服。

二诊(11月13日)：服上药共11剂，感到病情好转，大便后视物不清、头晕、手麻不灵活等自觉症状减轻，大便稀而不呈水样，腹痛也减轻。脉沉细略数，舌苔较白厚，舌质仍青。前方加砂仁9g、干姜6g以温化寒湿，每日1剂，继续服用，煎服法同前。

三诊(12月27日)：自述服上药18剂，病情明显好转，各种症状很轻，大便每日1次，基本成形，精神转佳，脉缓有力，舌质已转淡红，唯舌苔白厚依旧。前方去固涩药五味子，加芳香化湿药佩兰15g、藿香12g(另包后下)，进一步促进脾的化湿功能，使其白厚苔消退。每日1剂，水煎服。

四诊(2000年1月17日)：自述上药又服了15剂，自感一切症状都消失，大便每日1次，成形，无明显不适感觉，精神饱满，身体较前转胖，唯觉口中发黏，吃饭不香。检查：面色红润，两脉缓和有力，舌苔白厚腻。辨证为湿困脾阳，湿浊不化，用温运脾阳、化湿利湿、健胃理气法治疗，以苓桂术甘汤化裁。

方药：茯苓 30g，桂枝 10g，炒白术 9g，制半夏 12g，鲜生姜 10g，砂仁 8g，厚朴 12g，枳壳 10g，藿香、佩兰各 15g(另包后下)，石菖蒲 12g，炒麦芽 30g，陈皮 10g。每日 1 剂，水煎服。

五诊(2000 年 2 月 21 日)：经随访，慢性结肠炎已临床治愈，未复发，但有时略腹痛，舌苔白腻，继续服用上次的药，另加延胡索 10g，间断服药，以巩固疗效。

【用药思路】　此例慢性结肠炎患者，病期 4 年，确诊 2 年，中医辨证为肾阳虚性腹泻证。辨肾阳虚的主要证候是大便溏稀，疲乏至极，形体消瘦。大便稀溏即肾阳虚时的"下利清谷"(见张仲景《伤寒论·少阴病篇》)，疲乏至极即"肾脏衰，形体皆极"(见《素问·上古天真论》)的含义。视物不清，手足麻木，面色萎黄等是肾阳虚引起的并发症，属血虚的表现。人的盛衰皆本于肾，所以治疗以补肾阳为关键，选用桂附理中汤和四神丸加减治疗，用制附子、肉桂为主温肾阳，配干姜、炙甘草，有四逆汤之意，温少阴之阳的力量更强。吴茱萸、白术、小茴香、茯苓和炙甘草温中祛寒，五味子收敛止泻，枳壳、木香理气，延胡索、白芍和炙甘草止腹痛，解除肠道平滑肌的痉挛。病的后期，由于脾阳未全恢复，内湿过多，出现舌苔白腻，纳差等湿困脾阳的证候，遂用化湿、利湿、燥湿的方法，选用苓桂术甘汤加味，最终取得湿去阳复，治本则并发症自愈的效果，解除了排便后的痛苦，达到结肠炎临床治愈的目的。先后共服中药 50 剂。据现代医学的随访统计，慢性结肠炎治愈后，常有复发。因此，还需追踪观察。

六、清肺定喘止咳汤

【组成】　麻黄 12g，杏仁 10g，生石膏 30g(另包先煎 20min)，鱼腥草 30g，金银花 30g，地龙 10g，川贝母 10g，紫菀 15g，款冬花 15g，制半夏 10g，橘红 10g，知母 15g，生甘草 9g。

【治法】　清肺定喘，止咳化痰。

【适应证】　过敏性哮喘、喘息性支气管炎、慢性支气管炎、肺气肿老年患者(除去肺心病)感冒并发肺部感染等疾病，出现咳嗽剧烈，咳黄痰，喘息，气短，不能平卧，舌苔黄或黄腻，舌色红或暗红或青紫，口唇发绀，脉数或弦滑数为特征的肺热咳喘证，肺湿热证。

【方药加减】　大便干，加炒大黄6~10g、枳实10g；痰黄不利，加瓜蒌15g、黄芩10g、桑白皮15g；喘甚加葶苈子10g(布包)、紫苏子10g、莱菔子15g。

【煎服法】　先用水洗药1次再用冷水煎，成年人每日1剂，病重者每日可服2剂。每剂水煎2次，将药液混合后，每日分2次口服，老年患者每日分3次口服。

【疗程】　6d为1个疗程，必要时可服2~3个疗程。

【方解】　本方主要用于治疗过敏性哮喘、喘息性支气管炎、老年患者感冒并发肺部感染或肺炎等疾病，具有喘息，气短，不能平卧，咳嗽，吐黄痰，苔黄或黄腻，唇发绀，脉数或滑数为特征的肺热喘咳证，或肺湿热证。方中的麻黄、杏仁、甘草定喘止咳为主药，配地龙后，定喘作用更强。据著者的经验，地龙一味，研细，装胶囊，每次服2粒，每日2~3次，对哮喘有较好的效果。现代药理研究认为，地龙的某些成分可阻滞组胺受体，对抗组胺使支气管痉挛及增加毛细血管通透性的作用，此为平喘的主要机制（《中华本草》，上海科学技术出版社，1996年版，第2347页）。麻黄内含的麻黄碱有定喘作用，伪麻黄碱又有利尿作用，故对肺湿热证也可起到"治湿不利小便非其治也"的作用。生石膏、鱼腥草、金银花三药联合应用，清肺热的功效显著。生石膏又可抑制麻黄的辛温，避免出汗过多；鱼腥草对肺部细菌感染的抑制作用比较强；金银花具有广谱抗菌的作用。紫菀、款冬花、浙贝母配半夏、橘红，止咳化痰。知母清热生津，利大便。大便干加炒大黄，通腑泄热，并取"肺与大肠"相表里的关系，助肺气下降而平喘。诸药配伍，共起增强疗效和抑制不良反应的双重功效。

【验案】　石某，男，47岁，干部，1996年6月20日来诊。

主诉：哮喘发作2周多，西药无效，要求用中医治疗。

病史：患支气管哮喘2年多，发作时服用西药或中药后均能缓解，此次发作已3周，曾住某医院呼吸科治疗，用西药2周多，疗效不明显，遂出院要求中医治疗。现时喘气，咳嗽，吐黄痰，气短，胸闷而痛，喘时出汗，全身感到发热，体温不高，饮食、大小便如常，有时晚上加重，影响睡眠。

检查：发育营养均好，不断喘息，吸气困难，双肩抬高，前额有汗，偶尔咳嗽，舌质红，舌苔薄黄，脉数，两肺有干鸣音，底部有少量湿鸣音。

西医诊断：支气管哮喘急性发作伴感染。

中医辨证：肺热，痰蕴性喘证。

治法：清肺化痰，止咳定喘。

处方：清肺定喘止咳汤（著者经验方）。麻黄 12g，杏仁 10g，生石膏 30g（另包先煎 20min），金银花 30g，鱼腥草 30g，地龙 10g，川贝母 10g，制半夏 12g，橘红 10g，紫菀 15g，款冬花 15g，生甘草 9g。5 剂，每日 1 剂，水煎 2 次，将 2 次药液混合后，每日分 2 次口服。

二诊（6 月 26 日）：服上药 5 剂后，疗效特好，现已基本不喘，有轻度咳嗽，黄痰减少，胸闷好转，全身已不发热，舌质仍红，苔白，脉略数。效不更方，再服上药 5 剂观察。

三诊（7 月 5 日）：服完上药 5 剂，先后共服 10 剂，哮喘已完全缓解，偶有轻喘、咳嗽，已无黄痰和胸闷，脉缓，舌淡红，苔白。建议服上药，隔日 1 剂，共 5 剂，以巩固疗效。并嘱咐患者，平素避免感冒，注意室内环境卫生，寻找过敏源，躲避接触，以免诱发哮喘。

【用药思路】 支气管哮喘，是一种常见的呼吸系统疾病，易于复发，成年人常因感冒而发作。由多种过敏源引起者，脱敏疗法往往无效，最好的方法是尽力避开过敏源，发作时应立即治疗，平日注意锻炼身体，呼吸新鲜空气，增强机体的免疫功能，预防发作，以免日久酿成肺气肿，甚至肺心病。

中医学将本病分为寒喘和热喘 2 型。患者的哮喘属于热喘，治疗时要抓住喘而出汗，黄痰，舌质红、脉数或弦数等特点，选用清肺、止咳、平喘的方法治疗，往往可以缓解。控制哮喘的发作，著者善用麻杏石甘汤加味治疗，以麻黄、杏仁、生甘草宣肺定喘，生石膏、金银花、鱼腥草清肺热，配川贝母、地龙、紫菀、款冬花等增强清热止咳平喘的功能，制半夏、橘红化痰，如痰黄黏稠，不易咳出时，可加瓜蒌、桑白皮，诸药配伍，效果较好。寒哮的治疗，著者常用温肺平喘的方法治疗，一般常用麻黄汤合麻黄附子细辛汤及射干麻黄汤 3 方加减合用，疗效较好。麻黄 9g、桂枝 10g、杏仁 10g、制半夏 12g、南细辛 9g 或辽细辛 3g、五味子 6g、干姜 6~9g、制附子 6~10g、地龙 10g、炙甘草 9g，水煎服，每日 1 剂，供读者参考。

支气管哮喘是一种难治而不易根治的呼吸道疾病。西医学主要用激素治疗，配合氨茶碱等缓解支气管平滑肌痉挛的药物。发作时（多因感染）常加用抗生素来治疗，效果较好。但激素的不良反应较多，用久时，易抑制机体本身的免疫功能，并可能有库欣综合征等并发症，甚至伴发肺部真菌感染，对治疗带来不利。因此，著者建议哮喘急性发作时用激素或加抗生素，哮喘及感染控制后立即撤除，使用别的支气管解痉药物治疗。

预防重于治疗，支气管哮喘预防时除用以上建议的方法外（预防感冒，避免接触过敏源和加强锻炼身体），著者同意明代中医学家张景岳的观点："未发时以扶正气为主，既发时以攻邪气为主。"（《景岳全书·杂证谟·喘促》）作为医生，应当深思，不论采用温肾纳气，或肺肾双补，或脾肺并治，或冬病夏治，总以不离景岳的治则为要。治疗期间，若适当加入一些活血化瘀的中药，对减轻支气管哮喘的组织病变大有裨益。

七、通窍活血生发汤

【组成】 当归 30g，赤芍 15g，桃仁 10g，红花 10g，干姜 6g，葱根 4 个，桔梗 12g，白芷 15g，丹参 15~30g，鸡血藤 30g，菟丝子 15g。

【治法】 活血化瘀，通窍生发，补益肝肾。

【适应证】 斑秃、全秃。不论圆形脱发，点状脱发，脱发区域大小多少不定者，称斑秃。或全头脱光，眉毛、胡须也脱光者，称全秃。两者均有不痛不痒的特征，都有较好的疗效。

【方药加减】 疲乏、精神不好，加生黄芪 30g；脱发日久，再加生地黄 15~30g、淫羊藿 15g；为巩固疗效亦可加此 3 种药。

【煎服法】 先用水洗药 1 次再用水煎服，成年人每日 1 剂。水煎 2 次，将药液混合后，每日分 2~3 次口服。同时，用红花水擦洗脱发区，每日 1~2 次，每次用红花 6~12g。用前先将红花浸泡于沸水中，约半小时后即可使用。或用鲜生姜片搽脱发区，每日 1~2 次，均有促进头发生长的作用。

【疗程】 30 剂为 1 个疗程，斑秃范围大及全秃患者可服 2~3 个疗程。病期短、范围小的斑秃，一般疗效较快。病期长、范围大的斑秃和全秃，疗效较慢，需再酌情增加疗程。

【禁忌】 妇女月经期，禁止服用，避免月经量增多，但可用红花水擦洗脱发区。

【方解】　本方主要用于治疗斑秃、全秃或秃顶。这种病的发生，绝大多数患者与突然受到惊恐、过于悲伤、失恋、离婚、工作及学习紧张或长期失眠等精神、情绪的影响有极其密切的关系。脱发时由于不痛、不痒而不自觉，常被别人发现。中医的病因和病机，开始为气滞，以后继发血瘀，毛发处的血液循环不良，毛囊的营养供应不足，所以才脱发。与此同时，或日久，累及肝肾，导致肝肾功能受损。"肝藏血""发为血之余"，毛发得不到血的营养；"肾藏精""发为肾之外候"，生发的根源不足，精不足则血不旺，故易产生毛发脱落而形成斑秃或全秃，甚至眉毛、胡须均脱落。中医辨证应为气滞血瘀，肾气不足性脱发。可见，斑秃、全秃的中医治疗，首先用活血化瘀中药，同时用（或后用）补益肝肾的药或温补肾阳的药。方中的当归、赤芍、桃仁、红花、丹参、鸡血藤等活血化瘀药为主药；干姜、白芷、葱根辛温通络、开窍（毛窍），加强活血化瘀功能为辅药；桔梗为引经药，引药上行至头部；菟丝子温补肾阳，起到治本的作用，又据药物化学分析，菟丝子内含维生素 A 类的物质较多，生发的疗效机制可能与此营养物质也有关。

本方出自清·王清任《医林改错》中治疗头发脱落的通窍活血汤化裁而来。我们经过多年的反复琢磨，筛选精专药效，合理配伍后，不断临床实践，不断修订，在取得确切疗效的基础上，才定名为通窍活血生发汤。原方由赤芍、川芎、桃仁、红花、葱根、姜、枣、麝香 8 味药组成，以黄酒煎药。我们去红枣，因红枣虽有补脾补血功能，但有碍活血行血之弊，以水代黄酒煎药。必须加用当归、丹参、鸡血藤等药增强活血化瘀的作用，尤以当归绝不可少，而且剂量要大，至少 15g，常用至 30g（女性患者要慎用大剂量，15g 以上易发生月经量增多）。麝香走串力量强，常谓"无所不到"，配合黄酒，行血功效更强，但现今麝香稀少，而且价钱昂贵，我们常用白芷代替。因该药"其气芳香，能通九窍"（《用药法象》），类似麝香故采用。临床实践证明，白芷有较好的疗效，其原因可能有活血通络的作用。患者疲乏明显，可加生黄芪 30g 补益脾肺之气，使气行则血行；脱发日久，再加制何首乌 30g（此药可不用，据现代最新研究，它可以损害肝功能），生地黄 15~30g，滋补肾阴；加淫羊藿配合菟丝子温补肾阳，取其阴生阳长的含义，促使毛发迅速增长。某些患者加用金匮肾气丸后，新发生长的速度较不用此药快。这是我们的经验，临床医生治疗脱发时可供参考。总而言之，斑秃及全秃的治疗，应以治疗血瘀为标，补益肝肾的虚损为本，标本互为因果为指导。因血不活则瘀不去，瘀不去则发不荣，不治肝肾则无以滋养生发之源。何况现代科学对"肾"的科学研究，主要趋向于内分泌系统，与生发、生须功能密切的内分泌器官，主要有肾上腺、甲状腺、甲状旁腺、睾丸等。

【验案】 谢某，男，43 岁，干部，1996 年 4 月 18 日来诊。

主诉：全头部头发脱落，眉毛、胡须也脱落 3 个多月。

病史：脱发前，因年终工作较紧张，随后逐渐发生脱发，全头头发脱落，眉毛、胡须也跟着脱光，脱发（毛）处不痛、不痒。无发热和贫血史，平日睡眠、饮食、大小便都正常，性情也比较开朗。曾用过"101 生发水"3 瓶，治疗无效，特来治疗。

检查：身体高大壮实，全头部有圆形和椭圆形脱发区，几乎满布头皮，左右两侧眉毛脱落，右眉脱光，左眉仅留内侧 1/3，胡须脱光，脱发（毛）处无炎症，发光。腋毛和阴毛未脱落。脉缓滑，舌象正常。

西医诊断：全秃。

中医辨证：血瘀，肾气不足证。

治法：活血化瘀，益气补肾。

处方：通窍活血生发汤加味（著者经验方）。当归 30g，赤芍 20g，桃仁 10g，红花 15g，干姜 6g，葱根 4 个，桔梗 12g，白芷 15g，鸡血藤 30g，丹参 30g，生黄芪 15g，淫羊藿 15g，菟丝子 15g。6 剂，每日 1 剂，水煎 2 次，将药液混匀，每日分 2~3 次口服。红花 60g，每次 6g，开水泡后，搽洗头皮脱发处，每日 1 次，每次约 2min。

二诊（11 月 13 日）：患者自述，服上药共 28 剂，疗效特好，大部分脱发区都长出新发，服药期间也无不良反应。检查全头皮脱发处除右颞顶部有 2 块约 4cm×3cm 及 2cm×2cm 大小脱发处光亮未出新发外，其余大部分都已有新的头发长出，色略淡，分布较疏，眉毛及胡须也有部分出来。建议在上方的基础上加生地黄、制何首乌各 15g，继续服 20 剂。

三诊（1997 年 1 月 5 日）：患者服上药 20 剂后，全部头皮的脱发区、眉毛、胡须等处的毛发都已长出。检查头发、眉、须均色黑，长约 2cm。患者精神转佳，对治疗满意。先后总共服用 48 剂中药。

【用药思路】　斑秃，是一种常见的毛发脱落病。头皮部头发有 2/3 以上区域的脱发，或兼有眉毛、胡须的脱落称为全秃。现代医学对它的发病原因还不清楚。结合著者的临床发现，其与突然受惊恐，长期焦虑，工作及学习过于紧张，失恋、离婚等精神、情志的变化有非常密切的关系。该患者的全秃，与短期内工作紧张、繁忙有关，内分泌系统有无相关的器质性疾病未检查。《诸病源候论·须发秃落候》中说："足少阳胆之经也，其荣在须，足少阴肾之经也，其华在发，冲任之脉，为十二经之海，谓之血海，别经上唇口，若血盛则荣于头发，故须发美，若血气衰弱，经脉虚竭，不能荣润，故须发脱落。"我国著名的中西医结合皮肤病专家、天津市中西医结合皮肤病研究所所长及长征医院院长边天羽教授，总结以上中医的论点，概括为"主要是血气衰弱，肾气不足"是本病的发病原因，著者甚为同意，也符合著者用药思路。此外，著者赞同清代王清任的血瘀观点，他在所著《医林改错》通窍活血汤所治的症目，头发脱落中说："皮里内外血瘀，阻塞血路，新血不能养发，故而脱发。"据以上观点，斑秃发生的中医病因和病机，开始为气滞，以后继发血瘀。毛发处的血液循环不良，毛囊的营养供应不足，所以才脱发。与此同时，或日久，累及肝肾，导致肝肾功能受损。肝不能发挥藏血功能，"发为血之余"，毛发得不到滋养；肾不能藏精，"发为肾之外候"，生发的根源不足，精不足则血不旺，故易产生毛发脱落形成斑秃或全秃。当然，突然受到惊恐、悲伤、失恋、离婚、工作紧张等精神情志的影响还与心（指大脑）的最高主导作用是分不开的。正如明代名医张景岳曾说："情志之伤，求其所由，无不从心而发。"现代科学研究证明，大脑额叶、边缘系统中的杏仁核与海马回与意志、情绪的关系比较密切。其发病要点，血瘀为标，肝肾虚损为本，标本互为因果。斑秃的治疗首先须用活血化瘀的中药，然后或同时并用温补肾阳的中药或滋养肝肾的中药。因血不活则瘀不去，瘀不去则发不荣；不治肝肾（尤以肾为最重要，现代研究证明，肾的实质主要指内分泌系统），毛发、胡须的生长，如无源之水，易于造成斑秃的再发生。著者常用的方剂是通窍活血汤加减。原方由赤芍、川芎、桃仁、红花、老葱根、鲜姜、红枣、麝香 8 味药组成，以黄酒煎药。著者去红枣（虽有补脾补血功能，但有碍活血行血之弊），以水代黄酒煎药。必须加用当归、丹参、鸡血藤等药，增强活血化瘀的作用，尤以当归绝不可少，而且剂量要大，少则 15g，大则 30g（妇女月经期停服中药，以免引起月经量增多。

待月经期过后，还可继续服用），生黄芪 15~30g，菟丝子、淫羊藿或生地黄各 15~20g，温补肾阳或滋补肝肾。麝香一味药，现今稀少，可用白芷 15g 代替，与各药同煎，效果也不错。该患者使用的处方，以当归、赤芍、桃仁、红花、丹参、鸡血藤活血化瘀；黄芪补气，使气行而血行；干姜、葱白根、白芷辛温开窍；桔梗引诸药上行；菟丝子、淫羊藿温补肾阳。诸药配伍，标本兼顾，共起活血化瘀、益气补肾的功能。红花煎水洗脱发处，意在直接起活血化瘀的作用。

著者用以上加味通窍活血汤治疗斑秃，往往取得比较满意的疗效，成为著者的经验方，定名为通窍活血生发汤。全秃比较难治，唯此患者用上方治愈。有些斑秃治愈后复发，再用通窍活血汤治疗仍有效。有些斑秃患者治疗后，新生的毛发生长不理想，分布较稀疏，改用神应养真丹（汤）治疗一阶段，可促进痊愈。

八、化瘀软坚平疣汤

【组成】　当归 15g，赤芍 10g，桃仁 10g，红花 10g，牡丹皮 9g，木贼草 15g，香附 10g，山慈姑 15g（打碎），皂角刺 9g，板蓝根 12~15g，红藤 20g，金银花 15g，生甘草 6g。

【治法】　活血化瘀，软坚散结，消炎抗病毒。

【适应证】　青年扁平疣、传染性软疣。对皮肤淀粉样变、扁平苔藓也有一定的疗效。

【方药加减】　无板蓝根用大青叶代替，无金银花用贯众代替，剂量均不变。大便秘结，加芒硝 6~10g。

【煎服法】　先用水洗药 1 次。青年及成年人，每日 1 剂，水煎 2 次，将药液混合后，分 2 次口服。小儿酌情减量。每次服药后将药液剩少许，用纱布蘸药液，用力涂擦皮疹约 2min。

注意勿将药液流入眼睛内。妇女行经期停止口服，但可外擦。

【疗程】　5 剂 1 个疗程，一般患者需 2 个疗程，丘疹数目多，范围大者需 3~4 个疗程。

【不良反应】　擦药液后，面部的丘疹开始干燥，以后逐渐脱落，这是治疗的正常现象。个别小儿患者由于涂擦的次数过多，用力过猛，可引起皮肤发红或肿胀，停药后即可消失。

【方解】　本方主要治疗青年扁平疣和传染性软疣，对皮肤淀粉样变、扁平苔藓也有一定的疗效，对寻常疣(俗称瘊子)也可试用。凡面部两颊、前额、颈部或手背有浅褐色、暗红色扁平丘疹，呈群或线状排列的皮疹，称扁平疣；皮疹呈黄褐色、透亮、中央凹陷似脐状，多分布于胸部，为传染性软疣，均系人类瘊病毒引起，具有传染性。表皮的棘细胞过度增殖，角化过度是其病理特征。按中医病机，是该病毒侵犯肌肤，逐渐形成瘀结，变为扁瘊。治疗用活血化瘀、软坚散结的中药。按西医学理论，著者主张加用抗病毒的中药，才能获得较好的疗效。方中的当归、赤芍、桃仁、红花、牡丹皮活血化瘀为主药；香附、皂角刺、木贼草理气软坚散结为辅药；加山慈姑，是因该药内含秋水仙碱有抑制细胞增生的作用；板蓝根具有抗病毒的功效；金银花、红藤、生甘草清热解毒，与活血化瘀药共同起到增加微循环、改善皮肤真皮内的血运、促进炎性细胞的消退而消炎的作用。据著者的实践经验，不论扁平疣或传染性软疣，方中的当归量一定要大，成年人至少 15g，有抗病毒作用的板蓝根也绝不能少，但性味苦寒，脾胃虚寒患者，药量宜酌情减少。

【验案】　刘某，女，20 岁，学生，1997 年 10 月 11 日初诊。

主诉：面部起"扁平疣"两年多。

病史：两年前，在面部右侧颊部开始发现有几个小疙瘩，逐渐增多，之后左颊部也有同样损害发生，有痒感，平日大便较干，3d 1 次。现月经期刚过。

检查：右颊部皮肤有许多扁平形、不规则的浅褐色丘疹，左颊部有少许扁平丘疹，舌淡红，舌边有小溃疡一个，直径约 0.3cm，脉略数。

西医诊断：青年扁平疣(面部)。

中医辨证：疣目，血瘀证。

治法：活血化瘀，软坚散结，消炎、抗病毒。

处方：化瘀软坚平疣汤加减。当归 12g，桃仁 10g，红花 10g，牡丹皮 10g，木贼草 15g，皂角刺 10g，香附 12g，板蓝根 12g，红藤 30g，金银花 20g，生甘草 6g，芒硝 10g。6 剂，每日 1 剂，水煎 2 次，分 2 次口服。每次服药时，将药液剩少许，用纱布蘸药液，涂搽面部皮疹处约数分钟。

二诊(2000 年 10 月 16 日)：患者因胃痛来治疗。追问面部扁平疣治疗的情况，自述先服了 6 剂中药，并用药液外搽，面部的疙瘩开始干燥，有脱皮现象，遂又服了2剂，服后疣瘤全部脱光。检查面部的扁平疣完全消失，未留色素沉着。

【用药思路】 此例青年扁平疣，系用著者治疗扁平疣的基本经验方治愈的。以当归、桃仁、红花、牡丹皮等活血化瘀药为主药，以香附、木贼、皂角刺理气软坚散结为辅药，以板蓝根抗病毒，红藤、金银花、生甘草清热解毒而起消炎作用。治疗扁平疣或传染性软疣时，据著者个人的临床经验，一是当归量一定要大，成年人至少15g。该患者因月经刚完，所以当归量不宜多用，不然易导致月经紊乱。二是用芒硝一味，意在通利大便。若无金银花、红藤等清热解毒的消炎药，亦可用贯众、蒲公英等清热解毒药代替，一则促进炎症的消退，二则亦可作为平疣汤的药汁外搽，预防皮肤感染。

九、凉血解毒抗敏汤

【组成】 蒺藜30g，紫草15g，生地黄20~30g，赤芍15~20g，牡丹皮12~15g，金银花30g，蛇床子15g，地肤子15g，白鲜皮15g，蝉蜕6g，威灵仙10g，凤眼草30g，生甘草9g。

【治法】 凉血解毒，祛风止痒。

【适应证】 银屑病(俗称牛皮癣)，过敏性皮炎，接触性皮炎，日光性皮炎，药物性皮炎(药疹)及各种红斑鳞屑性皮肤病。凡具有皮肤起红色丘疹、红斑、红斑上有鳞屑，瘙痒，不论舌色红或正常，脉象数或缓，均可使用，疗效较好。

【方药加减】 弥漫性红斑而范围广泛者，加水牛角30g（另包先煎20~30min）、蒲公英30g；红斑较多，口渴，舌色红，加生石膏20~30g(另包先煎20min)；大便干燥或秘结，加知母15g、枳实15g；服药后胃中感到不舒，或不能耐受者，加炒白术10g；鳞屑厚，加皂角刺6~9g、木贼草15g。

【煎服法】 先用水洗药1次再用水煎服，成年人每日1剂。儿童药量须遵医嘱。如系银屑病配合外用药，疗效更好。复方酮康唑乳膏(显克欣)、丙酸氯倍他素软膏等，任选一种外搽，或选两种，交替外擦。银屑病的范围广时，最好更换部位交替擦药，否则，用药日久，易损害肾脏。急性期或活动期银屑病外擦药时，最好用一些对皮肤刺激较小的软膏如10%硼酸软膏。选用以上某种软膏外擦银屑病时，要注意皮肤的反应，一旦发现皮疹比用药前变红或加重时，应立即停用。对过敏性皮炎、药物性皮炎、接触性皮炎，呈丘疹性、红斑性者，可选用激素类软膏外搽，如复方酮康唑乳膏、氟轻松尿素软膏或复方醋酸地塞米松乳膏（皮炎平）等。凡外擦时注意皮损上药膏的厚度，力求越薄越好，易于药膏吸收而发挥治疗作用。

【疗程】　银屑病，1个月为1个疗程，一般需2~3个疗程，对病期长、病损广泛者4~5个疗程。因本病易复发，治疗后呈色素沉着斑时，继续外用一段时间的擦剂。对过敏性皮炎等，一般需2个疗程，重者3~4个疗程。

【方解】　本方主要用于治疗银屑病和过敏性皮肤病（如过敏性皮炎、药疹、接触性皮炎、日光性皮炎等），前者的病因不完全明确，但遗传因素占30%，后者属于过敏源引起。不论何种病因引起，从中医病机看，两者是一样的，同为"血热"所致。因此，皮肤上凡出现红斑、红色丘疹，红斑上有或无鳞屑覆盖、皮肤瘙痒，不论舌色红或正常，脉象数或缓等特征者，均可视为"血热"。"血热"日久，酿成热毒，引起风盛而瘙痒，都可选用凉血解毒止痒汤治疗。方中的生地黄、牡丹皮、赤芍、紫草凉血清热，金银花、蒲公英、生甘草解毒清热为主药，以三子（蛇床子、地肤子、苍耳子或白鲜皮）和威灵仙、蒺藜、蝉蜕祛风除湿止痒为辅药。对过敏性皮肤病再加凤眼草，此药有良好的祛风止痒、抗过敏的作用。诸药配伍，具有凉血、解毒、祛风止痒的功效。如红斑范围较广表示血热较重，加水牛角，凉血清热的功效更强，口渴，舌色红、大便干燥等胃肠热盛者，加生石膏、知母（白虎汤）和枳实，清阳明胃和大肠经之热，并通便泄热，鳞屑较厚者，加皂角刺、木贼草软坚散结，抑制皮肤病理上的不全角化现象。银屑病或过敏性红斑性皮炎治疗至后期，红斑色变为暗红色，甚至成色素沉着斑，表示有血瘀现象，加当归、丹参等活血化瘀的药。如此辨证，从病因病机，用药上着眼，并参考西医的病理，去理解本方解毒凉血祛风止痒的作用治疗皮肤病，定能收到较好的疗效。本方治疗银屑病的现代机制，请阅【验案一】的【用药思路】。

【验案一】　陶某，女，11岁，学生，1997年1月25日初诊。

主诉：前胸、后背起小疙瘩2周。

病史：2周前突然发现在胸部和背部有许多小疙瘩，稍有痒感。无家族同样病史，无服用任何中、西药史，周围小孩和学校同学也无同样情况。于1月25日来门诊治疗。

检查：前胸、后背有无数个针尖大或黄米粒大的红色圆形丘疹，有些上面覆盖有白色鳞屑，易于剥掉，有些则无鳞屑，但用手指甲轻刮时即刻出现细小白色鳞屑。双侧上臂也有同样皮损，数目不多，散在分布。皮肤无抓痕。患者不发热，舌脉无异常。

西医诊断：点滴状寻常型银屑病。

中医辨证：白疕，血热型。

治法：凉血清热，祛风解毒。

处方：蒺藜15g，生地黄15g，紫草12g，牡丹皮10g，赤芍10g，蛇床子10g，苍耳子9g，地肤子10g，威灵仙10g，蝉蜕6g，马齿苋20g，金银花20g，生甘草9g。5剂，每日1剂，水煎2次，将药液混合，每日分2次口服。

二诊（2月1日）：服药5剂，躯干部点滴状鳞屑性皮损之鳞屑大部分消失，自感皮肤不痒，大便变稀，此可能与以上中药内含苦寒药有关，减马齿苋、金银花为15g，生地黄10g，继续服6剂，煎服法同前。

三诊（2月22日）：又服上药6剂，先后共服11剂，前胸和后背的皮损全部消失，未留色素沉着斑点，也未见色素脱色斑点，上臂还留有几个皮损。提示点滴状银屑病基本治愈。原方不变，再服6剂，以利皮损彻底消退，巩固疗效。

【用药思路】　此例寻常性银屑病，呈点滴状皮损改变，病情较轻，属第一次发作，治疗比较容易，先后共服17剂中药达到临床痊愈。因辨证为血热性（银屑病的发生、发展过程中，血热性最多），因此所用的处方，仍系著者治疗本病的经验方。所不同者，因病期短，血热程度较轻，又系小儿，所以药量均较成年人的小，但用药的原则不变，以蒺藜、生地黄、紫草、赤芍、牡丹皮凉血清热及金银花、马齿苋、生甘草清热解毒为主治药，以三子（蛇床子、地肤子、苍耳子）配蝉蜕祛风除湿止痒为辅药，以威灵仙祛风通络，诸药配伍，具有凉血清热、祛风止痒功效。

此患者所用的13味中药组成的复方，系著者治疗银屑病多年的经验方。这一基本处方，根据各个病人、病变程度、活动期或静止期的不同情况，加减治疗，疗效比较显著。如何加减，使用何药，请参照本书中收集的病例商某、孙某等银屑病治疗的【用药思路】。至于疗效的现代机制，依照前瞻性资料的研究和部分中药药理作用的证实，本方具有明显消炎、抗过敏、止痒和抑制人角朊细胞过度增殖作用。据近几年的研究，角朊细胞中的原癌基因（C-MYC）是调控细胞增殖的主要基因，它与银屑病的病理改变密切相关。本方很可能通过抑制这种上皮细胞中原癌基因的关系达到病理改变的结果。此方是否对银屑病的复发有良好的作用，著者没此奢望，但可以说有些作用。银屑病的复发问题是一个极其复杂、牵涉多因素、多层次的问题，需要中、西医皮肤科和中西医结合皮肤科医生共同努力，较长时间地探索，方能得到解决。

【验案二】　商某，女，36岁，1995年6月15日来诊。

主诉：患银屑病半年，最近1周突然全身皮肤潮红。

病史：原患点状银屑病半年，最近因感冒咽痛曾服磺胺类药复方磺胺甲噁唑片（复方新诺明）后，突然全身发生大片状红斑，热、痒难忍，特来寻求中药治疗。

检查：全身起大小不等的红斑，大如手掌，小似五分硬币，尤以前胸后背、腹部为最多，互相融合，成大片，界限不清，呈弥漫性潮红，几乎占全部面积，部分红斑中央有水疱，手压红斑呈充血性。上臂及下肢有少许点状红色丘疹，上盖白色鳞屑。舌偏红，脉数。

西医诊断：(1)全身寻常型银屑病。

(2)多形性红斑(磺胺药过敏引起)。

中医辨证：(1)白疕，气血两燔证。

(2)多形性红斑，血热炽盛，邪毒外侵证。

治法：中西医结合治疗，中药为主。先治多形性红斑，后治银屑病。用凉血清热，解毒除湿，祛风抗过敏的方法。

处方：生地黄20g，赤芍15g，牡丹皮15g，紫草24g，蒺藜30g，蒲公英30g，金银花30g，玄参24g，土茯苓30g，地肤子15g，白鲜皮15g，蛇床子15g，蝉蜕9g。6剂，每日1剂，水煎服。口服维生素C，每日3次，每次300mg。

二诊(6月25日)：共服上药6剂，并加服皮炎宁片(著者治疗银屑病及过敏性红斑皮肤病的经验方)，全身多形型红斑消退，留色素沉着斑，原有的银屑病显露出来，躯干部有散在分布的环状病损，上盖细小鳞屑，下肢有新的红色丘疹发生。大便干燥，1周排便1次，多年来已成习惯性便秘。提示中药治疗多形性红斑的疗效显著，基本痊愈，转入治银屑病阶段，用两清气血法。处方：水牛角30g，生石膏30g（前2味药另包，先煎半小时），生地黄24g，牡丹皮15g，紫草

20g，蒺藜 30g，威灵仙 15g，马齿苋 30g，蒲公英 30g，炒大黄 6g，蛇床子 15g，地肤子 15g。每日 1 剂，水煎服。外用 1/20000 芥子气软膏，每日 1 次。

三诊（7 月 29 日）：共服上药 24 剂，服药期间因擦芥子气软膏过敏，皮肤又起红斑，停服后逐渐消退，后因吃鱼，下肢不断又有新的损害发生。检查躯干、上肢，约 98% 的损害已成色素沉着斑或萎缩斑，在个别脱色斑周围有 1~2 个快愈的丘疹，下肢新的红色丘疹显著增多，有的密集成片，小腿胫骨前嵴约 5cm×5cm 的一片红斑上的扁平丘疹透亮簇集成石子路样改变。患者自服中药 1 个多月来，胃气未伤，胃部无任何不舒，饮食正常，大便通畅。停用芥子气软膏，改用复方酮康唑软膏（皮康王软膏）外擦，每日 1~2 次。为解决下肢损害，采用凉血、除湿的方法，处方：水牛角 30g（另包先煎 20min），生地黄 30g，牡丹皮 15g，苍术 9g，黄柏 10g，川牛膝 15g，薏苡仁 30g，草薢 15g，独活 15g，苦参 15g，威灵仙 10g，玄参 15g，金银花 30g，蝉蜕 10g。6 剂，每日 1 剂，水煎服。

四诊（8 月 12 日）：服药后疗效显著，下肢石子路样亮明丘疹、红斑基本痊愈，留色素沉着斑和脱色斑。前方去蝉蜕、独活，加生黄芪益气固表，继续服用。

五诊（1996 年 1 月 14 日）：患者用以上中药，每日 1 剂，坚持用药，约 4 个月，全身皮疹、红斑性损害，几乎全都治愈，留有色素脱色斑。后因咽痛，又服复方新诺明 6 片，面部前额、背部、上下肢又有针尖大到米粒大的鳞屑性丘疹出现。提示银屑病又诱发。在 6 月 25 日的处方基础上调整药味。处方：水牛角 40g（另包先煎半小时），生地黄 30g，牡丹皮 15g，玄参 15g，紫草 20g，生石膏 40g（另包先煎半小时），知母 20g，银花 30g，马齿苋 30g，蒺藜 30g，地肤子 15g，蛇床子 15g，威灵仙 12g，当归 15g，山慈姑 20g（打碎），陈皮 10g。水煎服，每日 1 剂，每剂每日分 3 次服。维生素 C 400mg，每日 3 次。

六诊（1996 年 5 月 12 日）：用以上中药，坚持服用 4 个月，上下肢还有少许鳞屑性丘疹，散在分布。提示患者对以上中药已产生了抗药性，疗效缓慢，还未达到临床痊愈。建议坚持治疗，继续服用上药。

七诊（1996 年 7 月 17 日）：治疗 2 个月后，上、下肢散在分布的红色丘疹消退后再未出现，全身消退的银屑病也未发病。说明全身性寻常性银屑病已完全临床治愈，多形性红斑治愈。嘱咐患者绝对要禁用磺胺类药物（如复方新诺明等），禁吃鱼、辛辣刺激性食物。患者先后共用中药治疗1年。

　　5年后随访（2001年7月25日）：全身银屑病损害仅留色素脱色斑及色素沉着斑。5年来未复发。吃鱼虾也未犯病。全身精力充沛，工作有劲。

　　【用药思路】　银屑病是一种原因不明性常见的慢性易复发的皮肤病，由于现在基因技术的发展，本病的病因很可能是银屑病基因所致，因某些患者家族中有同样病史可佐证。据报道（《健康报》，2001年），安徽医科大学张学军教授的研究表明，寻常型银屑病的病因，一是遗传因素（基因关系）占36%~70%；二是环境因素，其中受潮、食鱼虾、感染、服药、外伤、饮酒、精神紧张等诱发因素与银屑病的发病关系密切。该患者的银屑病无家族史，但与机体的高度敏感状态有极为密切的关系，对磺胺药、鱼、虾、火锅等过敏，反复诱发，反复加重。因此，初诊时不以银屑病来诊治，而是以合并多形型红斑为主来诊。治疗的思路和经验如下：

　　1.皮肤过敏，初次发生多形型红斑，病情严重，与银屑病交织在一起。治疗期间，此起彼落，彼起此落，红斑发生一次，皮损加重一次，形成恶性循环，给治疗带来困难，延误治期，拖延一年，终于治愈。

　　2.治疗共分2个阶段，期间又有交替阶段。先治多形性红斑，后治银屑病。多形红斑病重、病急，银屑病病轻（当时病轻，多形红斑愈后，才显出银屑病也重）、病缓。遵照中医治病原则，急则治标，缓则治本，处方用药。

　　3.多形红斑，中医辨证为血热炽盛，邪毒外侵（内服或外用），采用凉血清热解毒法，以生地黄、牡丹皮、赤芍、紫草、蒺藜凉血清热为主药，以蒲公英、金银花、玄参清热解毒为辅药，地肤子、土茯苓、白鲜皮除湿止痒，蝉蜕、蛇床子祛风抗过敏。服药数剂，全身弥漫性潮红及水疱消退，疗效显著。之后又发生过敏，仍以此法加减，病损痊愈。如7月29日方，以三妙散加凉血祛湿药，病损迅速消退，炎症得到控制。

　　4.严重性或全身性银屑病的治疗，中医辨证为气血两燔证，采用双清气血的方法，以水牛角、生地黄、牡丹皮、赤芍、紫草、蒺藜等清血分之热，以生石膏、知母（白虎汤）、大黄等清气分（胃肠）之热；再以马齿苋、金银花、蒲公英清热解毒，加强双清气血的作用；地肤子、蛇床子等除湿祛风止痒，威灵仙除湿通络。如鳞屑较厚及红斑日久不退，可加山慈姑，抑制上皮棘细胞的增殖，配合当归、皂角刺等活血化瘀，软坚散结，可收到良好治疗效果。用以上药物治疗银屑病，往往可取得治疗效果。患者主用此方加减治疗，最后治愈银屑病。此方可作为医生参考试用，并望能用药理药化的现代研究，使其疗效机制提高到现代科学水平。

5.患者坚持治疗，与医生配合极好。治疗时期较长（1 年），患者毅力强，服药及外用认真，加以胃的功能好，即使药量大，苦寒性也大，胃气始终未伤，药力充分得到发挥，最后不仅治愈，而且随访 5 年未复发。

2011 年 2 月 21 日再随访：相隔 15 年，银屑病又复发，但病情较轻，仅在小腹部出现数个环状红斑，再用凉血解毒抗敏汤加减治疗后又临床治愈。著者深感银屑病的反复问题，仍是一个难题，值得有志之士进一步深入研究。

十、肝损复原丸

【组成】 生黄芪 30g，丹参 20g，白芍 15g，白花蛇舌草 20g，板蓝根等 12 味中药。

【治法】 益气养血，解毒健脾。

【适应证】 凡肝功能异常（谷草、谷丙转氨酶升高等）的患者，具有乙肝、丙肝，或服用某种中西药史，肝区隐痛，疲乏无力，面色无华，或晦暗无光泽，舌象无异常，脉缓力弱等特征的肝损毒盛、脾虚证患者。

注：肝损复原丸，正在开发研制中。

十一、肝水消

【组成】 柴胡 12g，郁金 15g，丹参 20g，赤芍 15g，茯苓 30g，桂枝 15g 等16 味中药。

【治法】 疏肝化瘀，健脾利水。

【适应证】 肝硬化失代偿期。凡肝硬化失代偿期患者，具有腹胀，胃胀，肝区隐痛，食欲差，面色萎黄，或晦暗，舌边红或有瘀点，脉缓或略数的肝郁血瘀脾虚水肿证患者，均可服用。

注：肝水消，正在开发研制中。

十二、生脉冠心汤

【组成】　人参 6~10g(或党参 15~30g)，麦冬 12g，五味子 10g，丹参 15~20g，赤芍 15g，川芎 10g，红花 10g，降香(或檀香)10g，郁金 30g，延胡索 15g，石菖蒲 10g。

【治法】　补益心气，化瘀止痛。

【适应证】　心绞痛，慢性冠状动脉供血不足，轻度心肌梗死。具有心前区阵发性闷痛，或胸骨柄后闷痛，紧缩痛，气短，心慌，舌色紫暗或正常，脉沉细等特征的心气虚心脉瘀阻证。慢性冠状动脉供血不足患者，如气短不明显，有胸闷、胸痛、背痛、舌苔白腻，身体肥胖，可去红参、麦冬、五味子，加瓜蒌 15g、薤白 15g、制半夏 12g、桂枝 15g、枳实 10g 或决明子 15g。

【方药加减】　气短明显，面色晦黯，有痛苦表情者，红参可加至 15g，再加生黄芪 30g、桂枝 10g；心绞痛严重者加三七粉 3g，用汤药冲服；大便干燥者，加瓜蒌仁 15g、枳实 10g。

【煎服法】　先用水洗药 1 次再用水煎服，成年人每日 1 剂，病情重者，可服 1 剂半或 2 剂。每剂水煎 2 次，每次煎 30min 以上(如系红参，另煎煮 50min，分 2 次兑于药液内口服)，将药液混合后，每日分 2 次温服。

【疗程】　1 个月为 1 个疗程，若服 2~3 个疗程，疗效更好，为巩固疗效或预防心绞痛发作，可以间断服药。未发现明显的不良反应。

【方解】　本方主要用于治疗心绞痛，慢性冠状动脉供血不足，心前区出现阵发性闷痛，或胸骨柄后闷痛及压迫感，气短，心慌，舌色紫暗或正常，脉沉细等特征的心气虚，心脉瘀阻证。此方中的丹参、赤芍、川芎、红花、降香为冠心Ⅱ号方。20 世纪 70 年代左右，笔者得知此药的信息后，即运用此方治疗心绞痛，证明确实有效，能缓解患者心前区疼痛，之后经过几个患者的重复应用，发现心前区疼痛虽有缓解，但患者的气短症状没有改善，经过反复思考，初步认为冠心Ⅱ号的方药组合有降香，可能是从"气滞则血瘀"的观点立论的，而没有考虑到气虚也可导致血瘀的问题。在此思维的指导下，笔者在原方中加入了补益心气的"生脉散"(党参、麦冬、五味子)观察，气短严重者再加生黄芪，结果气短问题解决了，使我很是安慰和惊喜。为了进一步改善冠心病患者心绞痛的作用，依据清代叶天士论邪入营血时曾说"包络受邪，延至数日，或平素心虚有痰，里络而闭，非菖蒲、郁金等所能开"的观点，遂在方中再加入郁金30g、石菖蒲10g再实践，结果疗效更好，从此便命名为"生脉冠心汤"，此方临床一直应用至今有效。著者反思，若开始无冠心Ⅱ号方的启发，万事开头难，著者不可能有此生脉冠心汤的经验方，况且，著者个人的专业是胃肠病和皮肤病，而不是心血管病，因此著者的经验是局限的。

方中的人参(党参可代)、麦冬、五味子性味甘苦温，补益心气为主药。据现代药理研究，"生脉散"具有调节心肌新陈代谢的作用，增强了心肌的收缩功能，促进了冠状动脉的供血。丹参、赤芍、川芎、红花配合降香活血化瘀，气行则血行，改善了冠状动脉的瘀血状态，促进冠状动脉的血液循环，从而缓解了患者的疼痛，此为主要辅药。郁金、石菖蒲、延胡索增强了化瘀止痛的功效。若心绞痛减轻，气短好转，但还有不定时隐痛发作，故加桂枝温通心阳，或加三七粉1.5~3g冲服，可收到稳定疼痛的作用。某些冠状动脉粥样硬化性心脏病(冠心病)患者体胖，血脂偏高，胸闷又便秘，不用生脉散，而加瓜蒌薤白半夏枳实汤，可收到较好疗效。如再加决明子，既可通便，又有降低血脂的作用。

【验案】 吴某，女，65岁，2007年3月24日初诊。

主诉：心前区疼痛4年，要求中药治疗。

病史：4年来，每遇拿重物时心前区疼痛、难受。2007年2月又患频发房性期前收缩，曾服美托洛尔(倍他乐克)12.5mg，每日2次，硝酸异山梨酯片(消心痛)10mg，每日2次，后房性期前收缩及心前区疼痛有所好转。近年又出现血压低(90/75mmHg)、头昏，特来要求用中医治疗。脉沉细、舌象正常。

西医诊断：(1)冠状动脉粥样硬化性心脏病，心绞痛。

(2)房性期前收缩。

(3)低血压。

中医辨证：心气虚，心脉瘀阻。

治法：补益心气，活血化瘀，益气升压。

处方：生脉冠心汤合益气升压汤加减。党参20g，麦冬15g，五味子9g，生黄芪25g，桂枝12g，炙甘草12g，丹参15g，赤芍15g，甘松12g，郁金20g，石菖蒲9g。6剂，每日1剂，水煎2次，将药液混合后，每日分2次口服。嘱患者服完 6 剂药后，测量血压，若收缩压升至 100~110mmHg 时，即刻停服此药。若收缩压不到此限，再服 3 剂，一般 9 剂可达到升压目的，切忌不可多服。

二诊(4 月 7 日)：自述服药 12 剂，心前区疼痛明显减轻，感到舒适，但觉唇干，口腔起溃疡，血压升高显著。检查血压 150/100mmHg(是因患者没有听医生嘱咐，擅自决定多服了以上中药所致)，舌苔由正常转薄黄，脉略数，提示升阳(即升压)过盛，出现热象，遂调整处方，前方去生黄芪，炙甘草、桂枝，党参减至 10g，加川牛膝 10g 引热下行。5 剂，每日 1 剂，煎法同前，观察。

三诊(4 月 14 日)：5 剂药服完，血压降至 130/90mmHg，又出现房性期前收缩，拟前方去川牛膝，加苦参 8g，配合甘松，加强治疗房性期前收缩的作用。6 剂，每日 1 剂。

四诊(4 月 21 日)：服完 6 剂药后，血压维持在 120/90mmHg，房性期前收缩减少，每分钟 2~3 次，大便略稀，拟加生黄芪 10g，继续治疗冠心病、低血压及房性期前收缩，处方如下：党参 10g，麦冬 15g，五味子 9g，桂枝 12g，丹参 10g，赤芍 10g，郁金 20g，石菖蒲 9g，甘松 15g，苦参 8g，生黄芪 10g。6 剂，每日 1 剂。嘱服完此 6 剂后，可以续服，或间断服药，若有变化，请来医诊。

5 年后随访(2012 年 5 月)：患者前来诊治，追问 5 年前所患的病，现在病情如何。自述因长期坚持间断服用 2007 年 4 月 21 日的中药，至今心绞痛再未犯，房性期前收缩消失，血压稳定，治疗感到满意。

【用药思路】　此是一例既有冠心病，又有低血压的患者，用中医中药治疗达到了一箭双雕的效果。值得提出的一点是，通过辨证论治的方法，认为两病的中医病机有共性，同属心气虚证，故辨证为心气虚，心脉瘀阻。"不通则痛"产生心绞痛，由于心气虚不能鼓动气血于脑，出现头晕等症状。"病机相同，治法一致"，采用复方的优势，诸种中药合理配伍，起到了病证同步治疗，最后达到心绞痛消失和血压稳定的局面，维持 5 年未犯病。疗效机制，请阅生脉冠心汤和益气生脉升压汤的方解。

第五章　中医简易切脉法

本文系40年前著者受命甘肃省卫生部门编写的《新编中医入门》一书中冠以"切脉"的内容，经过40多年的实践证明，仍然适用，简明扼要，易学易懂，故选于此，供学习之用，定名为《中医简易切脉法》，并重新修订，增加了房颤脉，这种脉在传统中医脉书中无此脉名。兰大一院心内科严碧霞主任医师对本文提出了宝贵意见，在此特表示衷心感谢。

切脉，是中医诊断疾病的重要方法之一。中医诊治疾病主要是"证"，西医诊治疾病主要是"病"。祖国医学在切脉方面积累了丰富的经验，应当认真学习，加以提高。只要我们有为人民疾苦服务的心愿，善于学习，理论联系实际，反复实践，一定是可以掌握的。但过去将切脉讲得非常神秘，难以理解，甚至还说成是中医的唯一方法，什么病都可以从切脉得出诊断，这种看法是不够全面的，把它夸大了。祖国医学上有"舍脉从证"或"舍证从脉"的说法，实际上就是根据四诊望、闻、问、切的综合分析和判断，全面考虑后所得出的结果。因此，切脉是中医诊断的重要方法之一，但也必须与望、闻、问三诊结合起来，与其他有关条件结合起来，综合分析，判断疾病，才能做出正确诊断。

一、切脉的部位

现在主要用手腕的桡动脉，并分为寸、关、尺三部。以桡动脉近掌后桡骨茎突（又名高骨）为标志，定为"关部"，关之前为"寸部"，关之后为"尺部"，两手寸、关、尺共六部。借六部的脉象诊查不同脏腑的病变。同时，还可参考中医脉学中指出寸关尺三部所反映各脏腑的病变。

祖国医学过去有寸关尺三部脉象反映脏腑病变的观点。左手"寸部"反映心与小肠之病情，"关部"反映肝胆之病情，"尺部"反映肾与膀胱之病情；右手"寸部"反映肺与大肠之病情，"关部"反映脾与胃之病情，"尺部"反映肾（命门）与膀胱之病情。这种以两手寸关尺三部判断各脏腑病情的观点，据我个人的多年临床实践证明，并不完全准确，只能做参考。在一些中老年人，若"寸部"脉象浮大，而无外感表现者，多反映患有高血压病史。若"尺部"脉象大而有力，并兼有阴虚火旺症候者，大便偏干，多反映肾阴虚火旺证，知柏地黄丸类中药治之有效。

二、切脉的方法

病人手掌向上平放，医生用食指、中指、无名指的指端切脉，先用中指取定"关部"，再用食指、无名指定"寸部""尺部"，身长的病人指间距离宜疏，身短的病人指间距离宜密。先用轻按，后用中按，再用重按（用一指只按一部的脉）等三种指力，体会搏动，细心辨别，确定是属于哪一种脉象或哪几种复合脉象。切脉前，医生应镇定，精神集中。病人应安静，不紧张。如刚从外面走来，必须静坐 15min 以上，然后再让医生切脉，方可反映患病的真实脉象。

三、切脉的注意点

切脉时，要注意脉的深浅部位，速度的快慢，脉管幅度的大小，节律的整齐与否，有力或无力，以及寸、关、尺三部中何部最大或最小等六个方面，以免遗漏不全。一切病脉都可概括在这六个方面。"有比较，才能有鉴别"，医生应充分应用比较的方法，才能鉴别出许多不同的脉象来。本文著者采用"成对对比法"，如浮沉、迟数、细微、滑涩、结代等等，更有利于加深理解病脉的形态、节律、速度和强弱。

四、正常脉

正常人的脉象是不浮、不沉、不快、不慢（一呼一吸之间 4 次，即每分钟 72 次），节律整齐、来去从容、和缓有力。切脉书《一指禅》的著者，确定"缓脉"为正常脉的标准，我个人也赞同。瘦人，脉多带浮；胖人，脉多带沉；少壮之脉多大，老年之脉多虚；酒后之脉必数，饭后之脉多洪；运动或走路之脉多疾；久饥之脉多空。个别人由于桡动脉先天分布在高骨"关部"之外侧面，称为"反关脉"，亦属正常。其他如气候、环境、情绪、静脉输液等，都可影响脉象发生一时性变化，医生应注意。

小儿的脉象一般比成人快，3 岁以下小儿疾病，宜诊查指纹为主要方法。3 岁以上小儿可按成人的切脉方法。2~3 岁的小儿，为成人一次呼吸而脉跳 6 次为正常，超过 6 次为数，不足 6 次则为迟。年龄渐增，则脉次相对减少，以每分钟计算，大体如下：

初生儿：120~140 次（合成人每次呼吸 7~8 次）。

1 岁：110~120 次（合成人每次呼吸 6~7 次）。

4 岁：110 次（合成人每次呼吸 6 次）。

8 岁：90 次（合成人每次呼吸 5 次）。

14 岁：75~80 次。

小儿脉搏次数，每因喂乳、啼哭、走动等而激增，故以睡眠安静时诊察较为准确。

五、病脉

临床上比较常见的病脉约有 18 种。

1.浮脉：浮在肌表。手指轻轻按着皮肤就感到脉跳，这种脉多是表证，久病为虚证。

2.沉脉：轻按不明显，重按才感到，这种脉多见于里证、虚寒证。

3.迟脉：脉搏慢，一呼一吸之间不足 4 次，这种脉多见于寒证。

4.数（读硕音，快的意思）脉：脉搏一呼一吸之间脉跳 6 次（7 次以上为疾脉），这种脉多是热证。

5.滑脉：脉搏往来流利圆滑，如圆珠在盘中流动，这种脉多是痰证，亦可见于孕妇、食积，或妇女行经期。

6.涩脉：脉搏往来涩滞不畅，这种脉多是血少，血瘀或气滞。

7.洪脉：脉宽大有力，来时盛大，去时稍衰。这种脉多是热证，阳明病热盛阶段最常见。

8.芤脉：浮取脉似大，稍按即中空无力，如按葱叶，这种脉多见于大失血之后。

9.紧脉：脉紧张有力，犹如指按转动的绳索，轻按或重按都可感到，这种脉多是寒证、痛证。

10.弦脉：脉紧张有力，指下挺直，这种脉多见于肝病、剧痛、寒证、疟疾。

11.细脉：脉细如线，但脉形清楚，这种脉多见于血虚或气血两虚证。

12.微脉：脉形模糊，似有似无，这种脉多见于亡阳、阳虚、气虚。

13.濡脉：脉搏细软，浮而有力，轻按即感到，这种脉多是湿证。

14.弱脉：脉搏细小，沉而无力，重按才感到，这种脉多是气血两虚证。

15.结脉：脉搏缓慢，时有间隔，间歇次数多少不定，这种脉多是寒结、血瘀、气结，表示有现代医学的心脏病即期前收缩，又称早搏或心律失常。

16.促脉：脉搏疾数，时有间隔，间歇次数多少也不定，这种脉多是实热证。

17.代脉：脉搏呈规律性的间隔，跳三歇一，或跳二歇一，或跳五歇一，次数比较规律，相当于现代医学的二联律，或三联律，这种脉表示脏气功能衰败之象征，可见于现代医学上的心脏病。

18.房颤脉：脉搏在跳动期间，指下感到颤动几次，但力量微弱，然后继续跳动。这种脉搏绝对不规则，见于现代医学的心脏病、心房纤颤。

一般来说，风邪引起的病，脉象多浮；寒邪引起的病，脉象多迟；热邪引起的病，脉象多数；痰湿引起的病，脉象多濡或滑。

六、复脉

复脉是指临床上患者有几种脉象同时并见，最常见的为两种脉象同时出现，这叫复脉。如浮紧为"伤寒"（与现代医学之伤寒名同而内容相异，不可混为一谈），浮数为风热，浮迟为表寒，浮芤为失血，浮滑为风痰，沉紧为冷痛，沉数为内热，沉迟为里寒，浮弦为伏饮，沉滑为宿食，沉细为血少，滑数为实热，细数为虚热，滑大为胃热，弦滑为肝火，等等。

七、几种危重脉象

垂危病人有时能出现以下几种脉象，祖国医学中称为"真脏脉"出现，表示预后较差或多不良。临床上如遇到这种脉象时，我们医务工作者应立即采用紧急措施，中西医结合，进行抢救。

1.雀啄脉：脉沉而极数，三五跳一停，停而又来，犹如麻雀啄食的样子。

2.屋漏脉：脉沉，较长时间一跳，而且无力，如雨后梁上残留的水，良久一滴，溅起无力。

3.解索脉：脉跳一阵快，一阵慢，如解乱绳一样，紧松不一。

4.虾游脉：脉浮，隐隐不显，但忽然一下跳动有力，犹如虾游水面。

5.釜沸脉：脉浮而极数，如沸水在锅中形成的水泡一样，次数不清，空乏无力。

6.弹石脉：脉沉数而时止，硬如指弹石。

7.鱼翔脉：脉浮，似有似无，如鱼停水面，鱼尾微微摆动。

第六章 古人处方用药规律举例

《医学传心论》中的《用药传心赋》和《治病主药诀》所载的药物，至今仍有临床实用价值，尽管有些药物现已不再使用，但其用药的规律，既符合中医传统理论，又突出了原著者的宝贵结晶，故录用定名为《古人处方用药规律举例》，读者可以借鉴。

一、引经药

手足太阳经，藁本羌活行。少阳厥阴地，总用柴胡去。手足阳明经，白芷升（麻）葛根。肺（白）芷升（麻）葱（白）用。脾升（麻）白芍应。心经黄连使。肾独加桂灵。分经用此药，愈病即通神。

二、用药传心赋

用药之妙，如将用兵。兵不在多，独选其能，药不贵繁，惟取其效，要知黄连清心经之客火。黄柏降相火之游行。黄芩泻肺火而最妙。栀子清胃热而如神（炒黑止血）。芒硝通大便之结燥。大黄乃荡涤之将军①。犀角解乎心热。牛黄定其胆惊。连翘泻六经之火。菊花明两目之昏。滑石利小便之结滞②。石膏泻胃火之炎蒸。山豆根解热毒而治喉痹。桑白皮泻肺邪而利水停。龙胆治肝家之热。瞿麦利膀胱之淋。鳖甲治疟而治癖。龟板补阴而补心。茵陈治黄疸而利水。香薷治霍乱以清襟。柴胡退往来之寒热。前胡治咳嗽之痰升。元参治结毒痈疽，清利咽膈。沙参补阴虚嗽，保定肺经。竹叶、竹茹治虚烦而有效。茅根、藕节止吐衄而多灵。苦参治发狂痈肿。地榆止血痢血崩。车前子利水以止泻。瓜蒌仁降痰以清襟。秦艽去骨蒸之劳热。丹皮破积血以行经。熟地补血而疗损。生地凉血以滋阴。白芍药治腹疼——补而收——而烦热上除。赤芍药通血瘀——散而泻——而小腹可利。麦冬生脉以清心，上而止嗽。天冬消痰而润肺，下走肾经。地骨皮治夜热之劳蒸。知母退肾经之火沸。葛根止渴而解肌。泽泻补阴而渗利。兹乃药性之寒，投剂须当酌意。

又闻热药可以温经：麻黄表寒邪之汗。官桂治冷气之侵。木香调气治腹痛。沉香降气治腰疼。丁香止呕，暖胃家之冷。藿香止吐，壮胃脘以温。吴茱萸走小腹疗寒疼。山茱萸壮腰肾以涩精。豆蔻、砂仁理胸中之气食。腹皮、厚朴治腹内之胀膨。白豆蔻开胃口而去滞。元胡索治气血而亦调经。附子回阳，救阴寒之药。干姜治冷，转脏腑以温。草果消溶宿食。槟榔去积推陈。苁蓉壮阳而固本。鹿茸益肾而生精。锁阳子最止精漏。菟丝子偏固天真。没药、乳香散血凝之痛。二丑、巴豆（二位相反）攻便闭之屯。紫苏散风寒，子能降气。川椒退蛔厥，核治喘升。五灵脂治心腹之血痛。大茴香治小肠之气痛。此热药之主治，分佐使与君臣。

论及温药，各称其能。甘草为和中之国老。人参乃补气之元神。葶苈降肺喘而利水，苦甜有别③。茯苓补脾虚而利渗，赤白须分④。黄芪补卫而止汗。山药益肾而开心。莪术、三棱消积坚之痞块。麦芽、神曲消饮食而宽膨。顺气化痰陈皮可用。宽中快膈枳壳当行。白术健脾而去湿。当归补血以调经。半夏治痰燥胃。枳实去积推陈。川芎治头疼之要药。桃仁破瘀血之佳珍。艾叶安胎而治崩漏。香附顺气而亦调经。杏仁止风寒之嗽。五味敛肺气之升。防风乃诸风之必用。荆芥清头目而疗崩。山楂消肉食之积。细辛止少阴头疼。紫薇花通经而堕胎。酸枣仁敛汗而安神。藁本止头疼于巅顶之上。桔梗载药物有舟楫之能。杜仲壮腰膝而补肾。红花苏血晕而通经。兹温药之性气，学者必由是而遵循。

既已明于三者⑤，岂不悉举其平。常山使之截疟。阿魏用之消痃。防己、木瓜除下焦之湿肿。菖蒲、远志通心腹之神明。壮腰膝莫如虎骨。定惊悸当用茯神。阿胶止嗽而止血。牡蛎涩汗而涩精。羌活散风，除骨节之疼。冬花止咳，降肺火之升。独活、寄生理脚膝之风湿。薄荷、白芷散头额之风疼。木贼、蒺藜退眼睛之浮翳。元明、海粉降痰火之升腾。青皮伐木。紫菀克金。五加皮消肿而活血。天花粉止渴而生津。牛蒡了清咽喉之不利。薏苡仁理脚气之难行。琥珀安神而利水。朱砂镇心而定惊。贝母开心胸之郁，而治结痰。百合理虚劳之嗽，更医蛊毒。升麻提气而散风。牛膝下行而壮骨。利水须用猪苓。燥湿必当苍术。枸杞子明目以生精。鹿角胶补虚而大益。天麻治诸风之掉眩。木通治小便之秘涩。天南星最治风痰。莱菔子偏医面食。此乃药性之提纲，用作传心之秘术。

注：①言大黄涤除肠道积滞，好像猛将一样。

②结滞：指湿热蓄于下焦以致小便不利。

③葶苈性寒，有苦、甜两种。苦的下泄性急，甜的下泄之性缓。

④茯苓甘平淡，气味俱薄，白的偏于补；赤的偏于利。

⑤三者：指寒、热、温三性。

三、治病主药诀

头疼必须用川芎，不愈各加引经药：太阳羌活少柴胡，阳明白芷还须着，太阴苍术少细辛，厥阴吴茱用无错。巅顶之痛人不同，藁本须去川芎。肢节之疼用羌活，去风去湿亦其功。小腹痛用青皮治。心（下）痞黄连枳实从。腹痛须用白芍药，因寒加桂热黄柏。腹中窄狭苍术宜。胀膨厚朴姜制法。腹中实热何所施，大黄芒硝功有力。虚热虚汗用黄芪。肌肤浮热黄芩宜。胁下疼痛往来热，日晡①潮热柴胡宜。脾胃受湿身无力，怠惰嗜卧用白术。下焦湿肿兼火邪，知母防（己）龙（胆草）并酒（黄）柏。上焦湿热用黄芩。中焦湿热黄连释。渴用干葛天花粉。半夏燥脾斯时禁②。嗽用五味喘阿胶。枳实黄连治宿食。胸中烦热栀子仁。水泻芍药（茯）苓白术。调气必当用木香，若然气盛又非良。补气必须用人参，肺经有热不相应。痰涎为病须半夏，热加黄芩风南星，胸中寒痰多痞塞，白术陈皮两件增。胃脘痛用草豆蔻，若然挟热（黄）芩（黄）连凑。眼痛黄连当归根。惊悸恍惚用茯神。小便黄时用黄柏，涩者泽泻加之灵。气刺痛时须枳壳。血痛当归上下分。痢疾当归白芍药。疟疾柴胡为之君。血滞桃仁与苏木。气滞青皮与枳壳。枳壳青皮若用多，反泻元气宜改作。凡用纯寒纯热药，必用甘草缓其力，寒热相杂亦用之，调和其性无攻击，惟有中满不食甘，临症还须究端的。

注：①晡（bū）：下午三点到五点的时候叫日晡。

②半夏性燥，口渴不宜用。

第七章 脏腑论与相关学说

一、中医临床各科与脏腑(或经络)的关系

(一) 外科与脏腑经络的关系

外科疾病的发病机理与人体的脏腑、经络、气血有着密切的关系。

"痈疽必出于脏腑乖编,开窍不得宣通而发也。"(明·陈实功,《外科正宗》)

"痈者,邪热壅聚,气血不宣(其气必属阳),高肿色红,焮热疼痛,其发必暴。疽者,气血虚寒,阴邪阻逆,其证属阴,漫肿色白,坚硬不痛,其发必缓。"(清·许克昌、毕法同辑,《外科证治全书》)

"首先是经络阻塞,然后才是气血凝滞。""古人从实践中认识到身体经络的某一局部有了弱点,便能发生局部经络阻塞,气血凝滞,为发生疮疡之关键。"(上海中医学院主编,《中医外科讲义》)(即二版教材)"善治外证者,无论大小轻重,必先顾护胃气,察其所能食不能食以验之。能食者,转治外证,不能食者,必先令其能食。"(《外科正宗》)

"诸痛为实,诸痒为虚,诸痈为阳,诸疽为阴,又当辨其是疖、是痈、是疽、是发、是疔等,然后施治。"(清·高秉钧著,《疡科心得集》)

"用刀手法,刀口勿嫌阔大,取脓易尽而已。"(《疡科心得集》)又说"人必深明内科,始可言外科"。

"大方(指内科)有四绝证,风、痨、臌、膈是也。疡科中亦有四绝证,谓失荣、舌疳、乳岩、肾岩翻花是也。"(同上)

著者再认识:

中医外科包括化脓性皮肤病,如痈、疖、疔等,非化脓性皮肤病,如良性肿瘤,瘰疬(结核病)、痔疮等,还有难治的"疽"岩症(癌),以及其他许多皮肤病。

从现在看，由于医药卫生知识的普及，化脓性皮肤病已很少，皮肤结核病也已不见。但是，各部位的癌症已引起人们的高度重视，所谓肾（阴囊附近）翻花疮实为鳞状上皮细胞癌，乳腺癌多见，基底细胞癌、黑色素瘤也可见到。中医外科的手术治疗，如痔疮，有它的优点，化脓性疾病切口大小，主张"刀口勿嫌阔大"的观点很正确，与现代医学之外科主张完全一致。

（二）妇科与脏腑经络的关系

妇女的生理特点与男子不同，有月经、妊娠、分娩、哺乳等，都与脏腑、经脉、气血的关系密切，尤其是与肝、肾、脾、胃和冲、任两脉的关系最为重要。

子宫在妇女解剖上有特殊的功能，排出月经和孕育胎儿的器官。《素问·奇痛论》记载说："胞脉皆属于肾。"《评热论》又说："胞脉属心而络于胞中。"冲脉、任脉皆起于胞中。冲脉为血海，任脉主胞胎。因此，脏腑、经络和气血的作用协调，一般来说，妇女的月经、妊娠、分娩、哺乳等都会正常；反之，不仅不正常，妇女疾病也会发生。

当今社会，在现代医学的条件下，有无妊娠的检查、分娩的安全性，哺乳的规范性等已达到了无忧无虑的地步。有些妇女的疾病，如痛经，中医药疗效较好；子宫颈癌，据最新英国的研究成果，注射疫苗可以预防发生，我国已引进。乳腺癌的发病，80岁妇女亦可发生，早期如实行根治手术治疗，我国的技术水平已闻名世界，术后存活几十年已很常见。

（三）儿科与脏腑经络的关系

儿科对小儿脏腑的生理、病理特点有独到的见解。

"五脏六腑，成而未全，全而未壮。""脏腑柔弱，易虚易实，易寒易热。"（宋·钱乙，《小儿药证直诀·变蒸》及阎季忠《原序》）

"小儿易为虚实，脾虚不能寒温，服寒则生冷，服温则生热，当识此勿误也。"（《小儿药证直诀·虚实腹胀》）

"唇色白，当补肺。"（《小儿药证直诀·脏腑法》）

对著者的启发：

宋代钱乙，是古代中医儿科的泰斗，他指出的小儿脏腑的生理、病理特点以及用药的慎重态度，对后世儿科学的发展，起着深远的影响。从现代的角度看，不仅对儿科医生诊治疾病有重要的指导作用，就是一般的中医和中西医结合医师，亦不失为有价值的临床指导作用。我们体会，当今儿科疾病中，以消化道疾病和呼吸道疾病较多。钱乙诊治疾病的观点应当发扬光大。

（四）眼科与脏腑经络的关系

"五脏六腑之精气皆上注于目而为精。"（《灵枢·大惑论》）精气是人体活动的主要因素，眼是依靠精气的充养，才能神光充沛，视觉正常。

"肝气通于目，目和则目能辨五色矣。"（《灵枢·脉度篇》）"肝受血而能视。"（《素问·五脏生成篇》）肝主藏血，肝血畅旺，则目能得所养而司灵明。

"诸脉皆属于目。"（《素问·五脏生成篇》）从经络与脏腑相互的关系来讲，十二经脉直接或间接的都与眼有关联。

"眼通五脏，气贯五轮。"（《河间六书》）

五轮理论，在眼科临床上有一定的指导实用价值。

上下眼皮属肉轮，脾主肉；球结合膜属气轮，肺主气；黑眼球（虹膜）属风轮，肝主筋；瞳孔属水轮，肾主水；内外眼角属血轮，心主血。轮之有病，多由脏气失调所致。认清轮位和症状，可判别眼病的本质。

以上是中医经典《黄帝内经》中关于眼科的生理的几点论述及二版教材（中医学院统编教材即二版教材，1964年出版）的一些观点。知此，一般医生可以概括判断处方组合用药治疗疾病，或可不失大方向。

当今社会，由于信息网络的发展，手机十分普及，不论成人或小孩手机不离手，不离眼，导致视力下降极为严重，不得不引起社会、个人、教师及家长的高度重视，《黄帝内经》说道："久视伤血"，与眼病关系比较密切，因肝藏血，肝开窍于目。肝血耗损过度，眼的供血不足，视力及其他疾病即可相继而生。又如老年性白内障发生者也不少，中医过去用金针拨白内障手术是一个比较有效的办法。著者建议，有老年性白内障患者，去医院眼科实行手术，是最佳的治疗方案。

二、脏腑学说与阴阳五行学说的关系

（一）脏腑学说与阴阳五行学说的来源关系

阴阳五行学说，是中国周秦时代形成的一种哲学理论，主要来源于《周易》，广泛应用于天文学、农学、医学及历法等多种学术领域。中国传统医学中古典医学理论专著《黄帝内经》受《易经》的影响较多，有人提出《内经》应与《易经》相互印证,"医易相同"。除此之外,在一定程度上还受老子《道德经》的影响。《内经·玉版论要》说:"揆度者,度病之深浅也,奇恒者,言奇病也。请言道之至数,五色脉变,揆度奇恒,道在于一。"此处的"道在于一"与老子的"道生一"是一致的。"道生一,一生二,二生三,三生万物"是老子对自然界宇宙万物生长变化规律的认识,"一生二"即阴和阳。由此可见,阴阳五行学说是古代盛行的一种哲学理论,在中医学中是一种说理的工具,在医学领域里可以说是中国传统医学理论的哲学基础。

脏腑学说提出,阴阳五行学说在中国传统医学中是一种说理的哲学工具,而不是中医学理论的核心,主要用来认识和概括自然界与人体,和人体内一切对立统一的生理、病理现象及它们之间的复杂关系,并指导辨证论治、疾病预防及中药的应用。可见阴阳五行学说在中国传统医学体系中有重要的指导作用,但它不是核心,而中医学理论体系的核心应该是脏腑学说。

阴阳学说提出,人体外有阴阳,内有阴阳。在外,天为阳,地为阴;日为阳,月为阴;昼为阳,夜为阴;春夏为阳,秋冬为阴。春夏阳气盛,秋冬阴气盛。阴阳中又有阴阳,夏至一阴生,冬至一阳生。阴阳在不断变化,"阳升阴降"或"阴升阳降"。在内,五脏为阴,六腑为阳。五脏之中又有阴阳,如脾有脾阴和脾阳、肾有肾阴和肾阳,并相互依存、相互消长、相互转化、相互调节,以保持脏腑之内、脏腑之间的动的相对平衡。疾病时则出现阴虚、阳虚、阴阳两虚、阴虚阳亢等脏腑的阴阳失调表现。五行学说,是在阴阳学说的基础上,进一步以五行生克制化的规律来解释脏腑的阴阳对立统一之间的内在复杂关系。

脏腑学说提出,人体内脏腑机能的变化,决定着它属阴或属阳,而不是阴阳发生了变化,才使脏腑机能引起变化。例如"肾的机能失调,出现的四肢厥冷、下利清谷、腰膝酸软、舌淡、脉沉细微等证候,才能称肾阳虚。如果没有"肾"的机能失调,那么阳虚症状就没有物质基础。在治疗上,自然就本着肾阳虚的临床特点,选用合适的方药,才能收到预期效果。如果不论阳虚是属肾,还是其他脏,单凭阳虚的概念,就无法准确治疗。由此可见,脏腑的变化决定着阴阳,而不是阴阳决定着脏腑的变化。以此类推,不论外感或内伤各种疾病,阴阳必须依附于脏腑,或其所属的经络(如手少阴心经、足阳明胃经等),否则就无医学意义。中国传统医学认为疾病的发病机理是阴阳失调,所以主张调整阴阳的失调以治疗疾病，但在实际上，疾病的发病机理是脏腑阴阳失调的结果，调整阴阳就是调整脏腑的阴阳失调，以达到相对平衡的目的。

（二）脏腑学说与阴阳五行学说的关系

1.从哲学的角度研究

普遍认为，阴阳学说具有朴素的唯物论和辩证法思想。因为阴阳学说承认世界是物质的，由阴阳二气相互作用而构成，并阐述了对立统一规律的许多重要原则，因而它具有朴素的唯物论和辩证法思想。但由于没有超出直观的广度和深度，没有严格的现代科学实验做根据，而缺乏概念上的准确性和逻辑上的严密性。

2.从现代医学的角度研究

从阴阳的对立统一性，认识和区分人体的形态结构和生理功能，如肌肉的收缩功能为阳，肌肉的松弛为阴；静脉为阴，动脉为阳；知觉神经为阴，运动神经为阳；交感神经为阳，副交感神经为阴；精细胞为阳，卵细胞为阴；细胞质为阳，细胞核为阴；瞳孔的扩大为阳，收缩为阴；肺的吸气为阳，呼气为阴；心脏的舒张为阴，收缩为阳；血压升高为阳，降低为阴等等，都是阴和阳的对立统一关系。

通过大量的临床和实验研究证明，机能活动表现的兴奋、亢进过程属阳，抑制衰退过程属阴；细胞、组织的修复和增生属阳，变性萎缩属阴；神经系统具有反应迅速、准确、短暂的特点属阳，体液调节系统反应迟缓、广泛、持久的特点属阴。激素调节作用的第二信使，即两类环磷苷酸，环磷酸腺苷($cAMP$)和环磷酸鸟苷($cGMP$)与阴阳相似，前者属阳，后者属阴。时间生物学证明，人体由于受太阳运动规律的影响，各种生理机能，存在着周期性的变化，也与阴阳学说，从整体水平上概括人体的周期性规律(含昼夜、朔望、四季等)一样。如人的体温，入夜开始下降，过午夜至早上4时左右最低，而后又上升；肾上腺皮质激素、甲状腺素的分泌量，一般是白天高，夜晚低，活动时高，安静时低。在一年中，秋冬日夜皮质醇水平浓度和分泌量比春夏高；甲状腺素的分泌也与季节气温的变化有关，夏天热则减少，冬天冷则增加。

3.从控制论、系统论、信息论的角度研究

认为人与自然和人体本身都是一个可以自动调节的整体系统，而五行学说正

反映了这种自动调节的原理，含有"反馈论"和"信息论"的概念。阴阳的对立、依存、消长、转化的规律和五行生克制化的规律，恰好是对自然界和人体内许多复杂的反馈和维持稳态机制的高度概括。

综观以上几方面对阴阳五行学说的现代研究，尽管是初步的，但它已从不同角度说明了这一学说具有的科学性。不论中国传统医学或现代医学，都可以运用阴阳五行学说的原理，概括地、一般地说明和解释人与自然、人体内部的组织结构、生理机能活动的规律性，确是一种说理的理论工具，属哲学范畴。

三、脏腑学说与经络学说的关系

经络学说，是研究人体经络系统的生理功能、病理变化及其与脏腑相互关系的学说。经络系统（理论），是中国传统医学的一种独特理论，是中国的一大发明，是现代医学所没有的理论。它的重要性，正如《灵枢·经脉》所说："经脉者，所以能决生死，处百病，调虚实，不可不通。"又《卫气》说："能别十二经者，知病之所生，候虚实之所在者，能得病之高下。"脏腑学说提出，经络是人体的结构之一，在人体内起着广泛联系的作用，使人体成为一个有机的整体，并运送气血，调节平衡，以维持各脏腑及其所属组织、器官的正常功能，对辨证论治，特别是对针灸、推拿、气功等方面有重要的指导作用。因此，经络在中国传统医学理论体系等方面有重要的指导作用。经络在中国传统医学理论体系中是一个重要的组织部分，它与脏腑学说密切相关，不可分割。中国明代医学家喻嘉言说："凡治病，不明脏腑经络，开口动手便错。"正是对脏腑学说与经络关系的精辟论述。

现从脏腑与经络在生理、病理上的关系，脏腑与藏象的关系及经络学说的现代研究，简述于下：

（一）脏腑与经络在生理上的关系

人体内每一个脏腑都有一条经络相连，加上任、督二脉，共有十四条主要经脉，通称十二经脉。通过经络的络属关系，使五脏六腑之间联系起来。每一条经络又有一定的循行路线和走向交接规律，在体表成有规律的分布，加以奇经八脉与奇恒之腑有关，所以，人体的四肢、躯干、头颅、五官、肌腱、骨骼、血脉、肌肉、皮毛等各种体表组织和器官都与内脏发生联系，使体表和内脏之间成为不可分割的整体。可见，经络内联脏腑，外通肢节，与体表组织联系，相互贯通，对称分布，使人体内外、上下、前后、左右在生理上形成一个统一的有机整体，起着广泛联系的作用，是一个完整的组织系统。

（二）脏腑与经络在病理上的关系

当人体受到内、外致病因素的侵袭后，经络则成为传导疾病的重要途径。脏腑的病变通过经络可以传到体表而出现临床症状，体表各组织的病变往往也通过经络传于脏腑而产生病变。经络本身的病变主要是经络郁滞不畅。通过经络在体表循行的路线和分布，以及体征表现，可以辅助诊断某些脏腑的疾病。

（三）对经络系统实质的看法

经络学说已有 2500 多年的历史，中国医生通过几千年的长期临床实践，证明了经络在人体内是存在的，是一个毋庸置疑的问题，但未被科学所证实。经络的研究，主要是采用现代科学的先进技术和方法。早在 20 世纪 30 年代，日本人清水芳太郎开始用测定皮肤电阻的方法发现了经络的低电阻特性。经络的大规模系统的研究始于 70 年代，取得重大成就的研究是在 80 年代，并证实了经络系统是人体和动物普遍存在的独立系统。(《光明日报》,1986 年 7 月 12 日和 1987 年 5 月 10 日) 对经络系统实质的看法，有几个重要学说或假说。

经络和经络现象是客观存在的。

中国学者们通过循经感传(PSC)隐性循经感传(LPSC)气至病所和可见经络现象等研究，证实经络现象是客观存在的。特别是近 10 年来，利用电学、光学、磁学、热学、声学及放射性核素等现代生物物理的检查手段，证实了经络和经络现象的存在。①皮肤电位的各活动点与内脏功能间的规律性联系较明显。凡属表里关系的各经皮肤电位均呈昼夜周期性同步变化。经络可能是人体的心脏发出的磁及电的调控系统。②人体表面存在着高发光线，分别与十二经脉的古典经脉线相重合。由红外线测定的面部热图像与经络存在着相似性。③用激光产生的声信息具有沿经络路线传导的特性。④穴位注射 ^{32} 磷后，其行踪轨迹与十二经脉路线一致，又用放射性核素 γ 闪耀照相法研究，在穴位上注射放射线示迹剂 ^{32m} 锝后，所见沿经的线状示迹移行轨迹与经络特征存在一定的吻合性。以上对经络研究的成果，中国科学院生物物理研究所祝总骧研究员等做出了贡献，测出了 90% 以上的人具有隐性循经感传线的经络现象，与古典记载的经络线基本吻合。又通过对截肢患者截肢的研究发现，断离的肢体仍然保持着生物物理特性，表明经络现象不依赖于中枢神经系统和血液循环系统而独立存在。

目前公认的经络现象有循经性感觉病(含循经性疼痛及循经性感觉异常，如酸、麻、胀痛、发热发凉等)，沿经络循行路线扩散，循经性皮肤显痕(含循经白线、红线、隆起线及出血线)和循经性皮肤病(见上篇第七章中《体表与内脏相关学说的提出及其意义》)。

现已对十二经脉的全程、路线、宽度进行了精确测定，发现实验的十二经脉的宽度仅 1mm，与古典的经络图谱呈惊人的吻合。

经络现象和十二经脉的客观存在的证实，为今后经络实质的探讨打下了现代科学基础。

(四) 经络实质研究的学说

1.周围神经、血管相关说

经过尸体解剖研究，观察人体 300 多个穴位中，有半数的穴位下面有神经直接通过，另一半的穴位则在附近半厘米范围内有神经干或较大分支通过，如手厥阴心包经沿正中神经、手太阴肺经沿桡神经、手少阴心经沿尺神经分布等。又据近年来用尸体 8 具，游离上肢 49 条，下肢 24 条，观察十经脉和任脉共 324 个穴位中，有脑神经和脊神经支配的共有 323 个。说明经络、腧穴与周围神经有密切联系。经络穴位也与血管有关，但不如神经那样密切，在 141 个穴位上扎到大血管上的仅有 49 个穴位。从古典文献中对络脉的描述看，经络也包括血管。

2.经络、皮肤、内脏相关说

通过动物实验，在证实体表的经穴与内脏活动间存在特定规律联系的同时，针刺狗的足三里和人的内关条件反射的方法，可引起大脑皮层诱发电位的改变，证明了穴位与大脑皮层的联系，而提出了此假说。

3.神经体液调节机能相关说

针刺经络上的穴位，可使急性阑尾炎患者血液内氢化皮质激素含量增加，提高抗炎能力。针灸能促进垂体前叶分泌卵细胞刺激素及黄体生成素，影响排卵。针刺也可使白细胞总数显著提高，中性粒细胞增加，淋巴细胞下降，白细胞吞噬作用提高，血清中甲种、乙种及丙种球蛋白数量增加等等，说明针灸作用是通过神经-体液的综合调节作用而实现的。

此外，尚有孟昭威教授提出的经络是人体的第三平衡系统，它与躯体的神经系统、植物神经系统及内分泌系统共同维持人体的动态平衡。

四、脏腑学说与藏象学说之间的关系

自脏腑学说提出(1962 年)后 20 年，为了进一步阐明脏腑学说与藏象学说的关系，著者写了一篇《中医脏腑学说的展望》(发表于《新中医》1984 年第 6 期)，文中明确提出了"脏腑学说含'藏象'理论"。

藏象理论，源于《黄帝内经》，《灵枢·本藏》说："视其外应，以知其内藏，则知所有病矣。"我国传统医学的这种原创认识，可能是"藏象"理论的根据。明代著名医学家张介宾说："象，是形象也藏居于内，象见于外，故曰藏象。"就是说，脏腑居于人体之内，但其生理、病理方面，有征象表现于外。但从其实质看，藏象学说是从外在的表现征象来推断内脏的病理变化，现象与本质之间虽有关联，却不一定反映本质。

脏腑学说含藏象理论，是说脏腑学说与藏象学说不完全相同，脏腑学说追求现象与本质的一致性、功能与结构的一致性，而且以人体解剖学为基础依据，使中医理论的解释趋于确切，符合客观实际，并接近现代医学科学本质。但现象与本质之间，并不完全如此。我们经过几十年的临床实践证明，发现了有些疾病就表现不出来，没有特异性的证候，内脏在体表相应的部位也没有特殊表现，中医无证可辨，一旦确诊，往往已到了晚期，贻误了病情，失去了最佳治疗机会。因此，"藏象"所反映的只是整个疾病的各个方面，辨证所说的"证"，也是反映整个疾病在发展过程中某一阶段的特征。如果我们的认识至今还停留在这个阶段，中医无疑会走向"对症治疗"的途径。当前，我们在临床治疗中，首先应实行中医辨证与西医辨病相结合、宏观与微观相结合的办法，再用中医的思维，根据这种机能的特性，对患者表现的症状、舌、脉、触诊等资料进行全面的归纳分析，找出病机，再联系现代医学的辨病，微观的改变，把疾病的定位落实到脏腑上去，抓住疾病的本质，方能做出临床较合理的治疗及处方用药的决定。这样，才能逐步地解决或弥补"藏象"观点的局限性。

下篇　脏腑论与中西医结合

第一章　导　论

一、没有中医，就没有中西医结合

中华人民共和国成立后，1956 年毛泽东主席提出"西医要学中医""要以西方的近代科学来研究中国的传统医学的规律，发展中国的新医学"。1958 年又提出"每个省、市、自治区各办一个 70~80 人的西医离职学习班，以两年为期，则在1960 年冬或 1961 年春，我们就有大约 2000 名这样的中西医结合的高级医生，其中可能出几个高明的理论家。这是一件大事，不可等闲视之。"毛主席又明确提出："中国医药学是一个伟大的宝库，应当努力发掘，加以提高。"根据毛泽东主席的这些指示，党和政府制定了中医政策和中西医结合方针。在这样的大好形势下，我国首创的中西医结合的伟大事业，在全国蓬勃地发展起来。经过中西医结合人和中医界人近半个世纪的共同努力，不断实践，在中西医之间已架起了一座桥梁，成绩极其显著。

著者自 1958 年响应毛泽东主席"西医要学中医"的号召，在武汉湖北中医学院（现为湖北中医药大学），系统学习中医 3 年后，至今 60 多年的历程，始终坚持走中西医结合的道路，深深地感到，我国走中西医结合的道路是完全正确的。由中西医结合，逐渐整合，再到融合成一个先进的新医学体系，为人类的健康事业做出应有的贡献，这就是我的理想。尽管这是一项复杂而艰巨的医学工程，但我深信，将来一定能实现。

二、中医要微观化，西医要向整体倾斜

这是著者提出的一个新理念。

第一，要使广大的西医工作者理解和接受中医理论和治病的经验，并使其走向国际化，中医必须要走现代化的道路。1992 年，著者被邀请参加在香港召开

的中国文化与中医医学国际研讨会。在大会上，做了中国文化与中医脏腑学说的专题报告，在《脏腑学说的展望》中提出了"中国传统医学越是现代化，越能加速中、西医结合的步伐"（香港安康月刊，1994 年 9 月 15 日）。中医药学如何现代化，请查阅本书中篇第三章《脏腑论的展望——中医药要现代化》，即微观化。

第二，鉴于现代医学的理论发展中，虽然于 20 世纪 70 年代已提出了整体医学（Holistic Medicine）的观念，但至今还没有被广大的西医医师普遍的认识并应用，诊治疾病的思维，局部观点仍占主导地位，正如中国心血管疾病国家重点实验室、心血管疾病国家临床医学研究中心孙兴国教授指出："近年来，研究工作由系统、器官、组织、细胞水平逐步进入到基因、蛋白质等分子水平，划分越来越深入，研究越来越细化（许按：临床医学分科越来越细），结果使医学越来越背离人体整体。"因此著者提出，西医要向整体倾斜的理念。

中西医学都有整体观，这是客观存在的事实。据著者的认识和实践的体会，中医学的整体观形成的时间早，在公元前 300 年，正当我国的战国时期，整体观已基本形成，随着时间的推移，经过历代医学家的不断发展、充实，比较完善。但这种整体观，主要是宏观的整体观，极少部分是微观化，这是它的缺点。而现代医学的整体观，既有宏观内容，主要是微观化，这是它的优点。因此，著者又在 1999 年提出中西医两种整体观的结合，是十分重要的，也是可能的，可起到取长补短，优势互补的作用，或可作为中西医两大理论体系在整体整合的纽带。中西医两种整体观如何整合，请阅读本书下篇《中西医两种整体观整合框架的设想》。

第二章　人体解剖学是中西医结合的首要基础

一、中国传统医学确有解剖学的基础

早在公元前 1400 年，从殷墟出土的甲骨文上已有耳、目、口、鼻、首等多种人体器官的名称记载。《灵枢·经水篇》明显指出，"夫八尺之士，皮肉在此，外可度量切循而得之，其死可解剖而视之，其脏之坚脆，腑之大小，谷之多少，脉之长短，血之清浊……皆有大数。"《难经》又记载："肝独有两叶，胆在肝之短叶间。""肾有两枚。"宋代《欧希范五脏图》、杨介的《存真图》，以及近代王清任的《医林改错》所载的脏腑图形等都是通过尸体解剖绘制而成的。这些观察，虽然由于历史条件的限制，还比较粗浅，但为脏腑论提供了解剖学基础。正因为有了这个基础的存在，也是我们当年（60 年前）提出脏腑为核心的原因之一。

二、现代医学的人体解剖学的形成年代

与我国《黄帝内经》时代相近，也与医学紧密地结合了起来。西方医学的鼻祖希波克拉底（Hippocrates）开始，罗马医学的盖仑（Claudius Galenus）把希腊的解剖学知识和医学知识加以系统化，他们影响了医学界 1500 年之久。文艺复兴后，哈维（W.Harvey）的《心血运动论》结合起来，后又与维萨留斯（A.Vesalius）的《人体结构论》结合起来，使西方的解剖学比较细致、完善、深入。

由于历史条件的不同，中西医学的解剖学形成了相对的差异。如前所述，中医学的解剖学尽管比较粗糙、浅显，但为脏腑论提供了解剖学基础。任何医学科学若无解剖学作基础，那等于空中楼阁，根基不稳，也不可能存在到现代。西医学的解剖学比较细致、深入，但由于中西医都有解剖学的共性基础，便成了中西医结合的首要基础。

第三章 中西医学内脏功能的异同探讨

中医对人体内脏功能的认识是以六脏为基础，联系七腑为纲而分为大脑、心、肺、脾、肝、肾六大体系来论述的，现代医学是以神经系统、消化系统、呼吸系统、泌尿生殖系统、造血系统以及骨骼运动系统等来论述的。

1949 年新中国成立后，由于大力开展了中医及中西医结合的理论和实践工作，中西医对内脏功能的认识上取得了初步的共识，总体来说，有异有同、大同小异、以同为主。

一、中医学对大脑功能的认识

中医学称大脑"神明之心""君主之心"，主要是主管人体的意识、思维、精神活动等，对人的五脏六腑及其全身相关组织、器官，起着主导的调控作用，与现代医学的神经系统中高级中枢——大脑皮层的功能相接近或一致。

二、对心脏功能的认识

是指血液循环，与现代医学无大的差异。但它没有动脉、静脉、毛细血管的区别是其缺点。心脏靠"心气"的推动作用，使血液运送至其他内脏及有关组织、器官，以维持其正常的生理功能。若"心气"不足，进一步发展为心阳虚时会发生心衰。心脏是关乎人生命存亡的重要内脏之一，不可忽视。

三、对肺脏功能的认识

主要是呼吸。肺吸入清气(即氧气)，呼出浊气(即二氧化碳)，与外界环境不断进行物质交换，与现代医学无大的差别。中医说的肺气绝，表示呼吸已停止，生命告终。因此，肺脏也是关乎生命的重要内脏，不可轻视。其所不同者，肺还主全身之气(含呼吸之气)。这种气的功能大，作用强，如真气，又称正气。现代研究认定正气与人体的免疫功能关系非常密切。此外，肾主纳气功能，中医一般常说肺主呼气，肾主纳气，后者在临床实践上有一定的理论指导作用，如治哮喘，这是值得研究的一个课题。

四、对脾脏功能的认识

脾主运化，关系着消化吸收的功能。我们研究认为"脾"的功能可能包括胰腺的功能在内。中医对脾脏功能的认识内容与现代医学对脾脏功能的认识大不相同，名同而内容实质均异。现代医学对脾脏的认识，主要是一个造血脏器。尽管中医学中有"脾胃为气血生化之源"和"脾主统血"的观点，前者说明胃受纳的食物是造血的主要原料，还有一些微量元素。人体的血液如何形成，中医学含糊不清，现代医学却搞得很清楚，是它的一大优点。"脾"如何统摄血液而使其不溢出血管之外，目前还未阐明其机理，著者对反复出现的十二指肠溃疡患者，采用补益脾气的基础上加入适量的止血药治疗，得以治愈，随访 3 年，未见复发，但著者认为这仅是个案，还未积累较多的病例，故难以做规律性的结论。

五、对肝脏功能的认识

肝主疏泄，指肝有生成胆汁，帮助消化脂类食物。通过胆囊，贮存多余的胆汁，需要时再排泄出去，所以，胆的功能，以通降下行为顺。肝藏血，有贮藏血液和调节血量的作用。肝胆的这些功能与现代医学的认识无异。肝喜条达，厌恶抑郁，人体经常保持豁达、愉快的精神心理状态与肝的这种功能有关，提示中医学的肝有调节精神、情绪的功能，对临床诊治某些疾病如焦虑症，中医辨证为肝气郁结证，采用疏肝解郁的方法治疗有一定的疗效。肝主筋，主要与全身筋肉(指肌腱)的伸曲活动有重要的关系。肝与情绪、肝与筋的关系的认识，现代医学则没有。但是，肝是身体内一个巨大的代谢器官还有解毒功能，这是现代医学对肝脏认识的两个大功能，中医学无此认识。因此，我们应该重视现代医学中肝的这种物质代谢和解毒功能的重要性。

六、对肾脏功能的认识

比较多，比现代医学对它的功能的认识范围较广。凡人体的发育、成长和衰老、生殖机能的成熟和衰退，都与肾有密切的关系。因此，中医学有"肾为先天之本""肾主生殖"等理论。肾主水，与体内水的代谢关系至关重要，并与脾运化水湿、肺宣发水气及通调水道的功能密切相关，共同完成体内水的代谢。这些功能均分散在现代医学的内分泌系统、生殖系统和泌尿系统等内讲述。此外，中医学认为肾主骨与骨的形成、肾主骨髓与髓的生成，直接与神经系统、脑有关。中医学所谓"脑为髓之海"，正是此意。临床上治疗脑病，强调勿忘治肾。这句话，著者在实践中深有体会。回忆40多年前，兰大一院神经科一住院患者，教授，吃饭、睡觉及大小便均正常，主要症状是不认识人，对自己的妻子、儿女都不认识，甚至连自己的名字都不认识，认知能力几乎全部消失。那时，医院的检查设备不完善，诊治水平受限，用西药治疗一段时间后，疗效不明显。遂请著者会诊，用中西两种思维，辨证为痰迷心窍，采用祛痰开窍、利水的方法，以猪苓汤加味治疗。服中药1周后，开始认识亲属，后来也认识了自己的名字，还可以说话，治疗效果显著。患者家属及医生都感到满意。著者深深地感到祖国医学的确是一个伟大的宝库，理论虽然朴素，但只要灵活应用，却能治愈现代医学治疗无效的某些病。尽管这是一个个案，却显出了中医治病的某些优越性。以上参考资料，主要来源于《新编中医入门》。

第四章　现代医学研究是中医药现代化的基础

这是脏腑论发展的第四个新论点。我国对五脏实质的现代研究，经历了 30 年的时间（20 世纪 60~80 年代），借助现代医学科学手段，采用不同的方法，对五脏的气虚证，进行了比较多的临床观察和建立动物模型，取得了显著的成绩，揭示了中医五脏的实质最引人注目，为中医现代化打下了初步基础。这种研究对我国传统医学的宏观证，增添了证的微观的新内容，开阔了中医师的视野，提高了对疾病的全面认识能力。

一、"脾" 气虚证的研究

（一）除了消化系统的功能外，还包括植物神经、代谢、免疫、内分泌等多种功能系统在内

1979 年，由北京师范大学首次建立了脾虚证大黄动物模型，脾虚证的实质，表现在十二指肠绒毛细胞的寿命缩短，绒毛细胞过早地失去正常的吸收功能。之后，中医界鉴于这种大黄动物模型形成的时间较短，似不符合中医对脾虚证形成时间较长的认识。因此，新的脾虚证动物模型有望今后建立。

（二）脾虚证患者胃肠道超微结构的研究结果

通过电镜观察发现，脾虚患者胃肠道黏膜细胞线粒体数目减少、膜缺损、嵴断裂；胃主细胞酶原颗粒减少，结肠柱状和杯状细胞粗面内质网改变，高尔基复合体变小和糖原堆积等细胞器改变。而线粒体病变很可能是后几种超微结构改变以及糖和蛋白质代谢障碍的共同原因。线粒体几乎存在于人体所有组织细胞中，是具有生物氧化特殊功能，通过三羧酸循环，储备和释放能量。著者认为 "脾虚" 是以消化吸收功能低下、患者的体重减轻、极易疲劳为主要表现，与线粒体超微结构的改变、可能与能量的产生和供应不足有重要关系。

(三) 胃寒证、胃热证的现代研究

著者与团队成员自 1975 年开始，采用胃腔内测定温度、测定胃液中前列腺素（PGE_2）含量及胃蛋白酶活性等方法，对溃疡病和慢性胃炎的寒证和热证进行了研究，胃腔内测定胃温的方法是国内首创，引起了《医学论坛报·创刊号》的关注，并以题目《诊断胃寒热证的新方法》刊登信息。研究的结论是胃热证患者胃腔温度增高，前列腺素 PGE_2（有促进血管扩张作用）含量增加，胃蛋白酶活性也增强。胃寒证患者则相反。并认为这种胃寒证和胃热证是一种较低水平的寒热表现。正常人的平均温度，测定结果为 37.193℃。这一研究结果为传统的中医胃寒、胃热证提供了现代科学的机理。

(四) "脾"在解剖学上的现代研究

"脾"在解剖学上究竟指的是哪个脏器？这个问题，一直困惑着中医界。以上对"脾"气虚证实质的研究，主要是偏重于生理功能上的结果，显示出"脾"是一个具有多种功能的内脏，其部分涉及胃肠道超微结构的主要改变。但在解剖学上至今未看到属于哪个脏器的报道。著者对此进行了初步研究和探索。结论是，中医学上的"脾"可能包括胰腺。理由：

1.解剖学上的证据。《素问·太阴阳明论》记载，"脾与胃以膜相连耳""脏腑各因六经，受气与阳明，故为胃行其津液"。《难经·四十二难》记载，"脾重二斤三两，扁广三寸，长五寸，有散膏半斤"，提示"脾"的形态扁长，有膏（指脂肪），酷似现代解剖学上的胰腺。启发自己对中医学上的"脾"，在解剖学上可能是指胰腺。梁玉瑜传、陶庆廉录《医学答问》说："脾在胃下，助胃气，主化谷物。"更加增强了"脾"系胰腺的认识。因胰腺的外分泌含有多种消化酶，继续消化食物，胰腺内分泌腺的 β 细胞产生胰岛素，又直接参与糖的代谢，这些功能与中医学上"脾"助消化、腐熟水谷（《难经·三十一难》说，中焦主腐熟水谷）、主运化精微物质的功能很相似。我们再看，现代解剖学上的脾，位于胃的左侧，而不是"脾在胃之下"，在生理功能上是一个造血脏器。而中医学上的"脾"，尽管有统血的功能，但从现代解剖学和生理功能上看，是不完全符合的。因此，著者认为，中医学上的"脾"绝不能与西医学上的脾等同对待，初学中医者更应注意。著者从解剖学的角度初步研究来看，中医学上的"脾"有可能是指胰腺。

2.临床实践证明。追忆 30 年前，著者曾诊治了一男性患者，临床表现有多

食、多渴、多尿三多症状，舌质红、脉弦数等证候。经化验检查血糖后，辨病为1型糖尿病，辨证为阳明经热盛证，用清热解毒养阴的白虎汤加味治疗，取得了显著的疗效，反证了阳明经热盛证之部位在胰腺，符合《伤寒论》所载"阳明之为病"，一指阳明胃（经证），二指阳明大肠（腑证）；也符合《内经》所载："脏腑受气于阳明"的真实内涵。陈运乾教授在20年前（1997年），在所著的《实用内科学》中指出："胰的功能包括在中医的脾胃生理中""中医对胰腺病理的论述亦包括在脾胃内有相似的推论"。可见陈教授与我的看法是不谋而合的。最近中西医结合治疗糖尿病著名专家林兰教授指出，"胰腺的生理功能相当于中医的'脾'，1型糖尿病早期表现热证为主，可用清热解毒滋阴生津的白虎汤加麦冬、生地、玄参等治疗。"著者30年前所治的病例，其治法和用药完全一致。林兰教授用中西医两种思维诊治糖尿病，更进一步证明了中医学上的"脾"是胰腺。

据以上两点，"脾"在解剖学上可能是指胰腺。

二、肾气虚证的研究

除了泌尿系统、植物神经系统和能量代谢系统外，整个内分泌系统（包括下丘脑、垂体与肾上腺、性腺、甲状腺及甲状旁腺等）和免疫系统，均属于"肾"的范围。

匡调元教授在肾气虚患者的尸检中发现，人体内的垂体、肾上腺皮质、甲状腺、睾丸、卵巢等各种内分泌腺有较明显的退行性病变，初步奠定了肾气虚证的微观病理组织学基础。

肾阳虚患者尿中的17-羟皮质类固醇的排出量显著低于正常人，促肾上腺皮质激素（ACTH）的反应迟缓，表明患者的垂体-肾上腺皮质的功能有不同程度的减退。17-羟皮质类固醇昼夜规律测定，SU-4885实验有异常表现，说明肾阳虚患者的下丘脑-垂体-肾上腺皮质系统的功能低下。血清中甲状腺激素（T_3）水平降低，促甲状腺激素实验迟缓，雌二酮（E_2）偏高，睾酮（T）水平偏低，E_2/T比值增加，黄体生成素（LH）偏高，促黄体激素释放激素（LRH）兴奋迟缓。表明肾阳虚患者的下丘脑-垂体-性腺轴各个水平功能减退。

肾阴虚患者尿中17-羟皮质类固醇有不正常的升高。

以上系统的生化客观指标，主要说明肾阳虚证的微观变化，提示患者的下丘脑-垂体-肾上腺及性腺功能在其不同部位有不同程度的紊乱或减退。并证明肾虚证的根源，可能在下丘脑或更高部位。以上对肾虚证的微观研究，仅在内分泌系统方面。

肾动物模型的建立，结扎小鼠双侧肾，造成肾型高血压模型，或烧灼一侧肾上腺造成肾上腺皮质性高血压模型，两种模型都有血压升高现象。前者用六味地黄丸后血压下降，后者用桂附二味汤后血压下降。可以说成功地建立了肾阴虚性高血压动物模型和肾阳虚性高血压动物模型，对临床治疗高血压提供了用中药的现代科学依据。

以上为中医肾实质的现代研究。但是著者感到肾还有"肾主骨"(《素问·宣明五气篇》)，"肾主骨髓"(《阴阳应象大论》)，"脑为髓之海"(《灵枢·海论》)等几个重要的中医原创思维，迄今还没有看到国内对这方面的研究报道。著者推论，甲状旁腺与钙、磷的代谢，与骨的形成及退行性变化有关。虽然已知从肾脏成功地提取出促红细胞生成素的事实，但也不能完全反映中医"肾主骨髓"具有造血系统功能的问题。中医的"肾"是一个多功能的脏器，比现代医学对肾的认识范围要广，中医学的"肾"，除在人体生理上的重要性(如生殖、水的代谢)外，还与促进健康长寿、疾病的发展变化，以及与疾病的治疗预防等多方面比较密切，应引起我们的重视和研究。

三、心气虚证的研究

此处所指的心，系主血脉的心，"血肉之心"，即现代医学的心脏。通过无创伤性心功能检查，心气虚患者的左室射血时间(LVET)缩短，射血前期(PEP)延长，等容收缩期(ICT)和等容舒强期(IRT)也延长，ICT/LVET 及 PEP/LVET 比值增大，提示心肌收缩时缩短速率，缩短程度降低，说明心气虚患者有不同程度的左心功能不全，同时每搏出量(SV)、心输出量(CO)、射血分数(ET%)等亦有不同程度的异常，超声心动图(VCG)测定老年心气虚患者的心泵功能亦有类似结果。冠心病心气虚患者左心功能不全时，气虚轻者首先表现为舒张功能减退 (PER 降低,TPER 延长)，而气虚重者除有心舒张功能减退外，还有泵血功能减退 (EF 降低)。以上各种检查指标表明，心气虚患者的心脏收缩和舒张功能均有减退，首先是舒张功能减退，然后才是收缩功能减退，从而也证明了"心气"是指心的收缩和舒张功能。

四、肝气虚证及肝郁证的研究

肝气虚证患者血清中乳酸脱氢酶（LDH）同工酶的酶活性下降。肝郁证的患者，不是指现代医学所说的肝炎肝病所引起的证，而是因情志异常引起的肝郁，导致气滞，进而为血瘀的病理过程，通过临床观察高血压病、冠心病及消化性溃疡患者及"怒伤肝致血瘀""慢性自身恼怒致血瘀""微循环气滞血瘀"和"气滞血瘀动物血管内皮细胞"等四种动物模型的研究，结果表明：

"肝郁"，是高级神经活动紊乱。如高血压肝郁证患者的 5-羟色胺明显升高，提示患者因长期恼怒、忧思、精神紧张造成高级神经活动紊乱。直接影响交感中枢一系列情绪应激反应。

"气滞"，在情绪应激反应的情况下，一是引起交感神经支配的心血管系统的调节机能失常。"肝郁"动物的交感节后皮肤缩血管神经紧张性明显升高，心肌细胞的电兴奋性明显下降，"微循环气滞血瘀"动物的血管内血液凝聚，血栓形成，血液渗出，血管内皮细胞损伤，血管活性物质 PGE_2 减少，TXA_2 增加。cAMP 减少，cGMP 增多等变化，形成气滞的病理基础。二是引起交感-肾上腺系统的调控异常。"肝郁"动物体内的儿茶酚胺分泌量增加，直接影响血液流变学改变，同时观察到肝郁患者的免疫功能明显降低，称为气滞病理过程的加强因素。

"血瘀"，是在气滞病理变化的影响下造成血液有形成分的黏、凝、聚状态，或出现高脂浑浊血液或渗出出血等病理变化。

五、肺气虚证的研究

通过观察一组阻塞性肺疾病实质，测定其肺功能，发现肺气已虚患者的肺活量（VC）、最大通气量（MBC）、每一秒时间肺活量（FEV/VC%）、最大呼气中期流速（MMEF）以及流速容量曲线（MEFV）等多项指标，均较肺气未虚者明显低下（$P<0.01$），肺气已虚的肺功能异常占 100%，而肺气未虚的肺功能异常率仅为 18.9%，提示肺气虚患者的肺功能低下，从而也证明了"肺气"，主要指肺的呼吸功能。有人从肺血管产生的前列腺素的关系，探讨了"肺主治节"和"肺朝百脉"的实质，可能与调理血液循环的功能有关。

第五章 中西医结合的初级和高级阶段

中西医结合是我国的创举，它已成为我国医药卫生保健事业中独具特色的组成部分。中西医学经过近一个世纪的碰撞、靠近和结合的艰辛历程，至今已有了眉目清晰的思路、方法、步骤和远景。

由于中西医结合是个创举，也就无先例可借鉴。近半个世纪的实践经验告诉我们，中西医结合是一个复杂而艰巨的医学工程，绝不是一朝一夕的事。因此，要完成这个巨大的工程，必须要经过两个阶段：一是初级阶段，二是高级阶段。

一、初级阶段

指临床结合阶段。当前我国的现状还处在初级阶段。1964 年著者提出"中医辨证施治与西医辨病施治"的结合，将是中西医结合的良好途径。50 年的实践证明，中医辨证和西医辨病相结合已成为最重要的临床结合模式，简称"病证结合"模式。只有"病证结合"，认识疾病才比较全面，疗效才能较快提高，而且还能取得医患之间的共识。在实行"病证结合"的方法上，首先要用现代医学科学的检查手段和方法，确定疾病的诊断，然后以疾病为基础，采用分型论治，发挥传统医学辨证论治，因人（因时、因地）而异的个体化优势，选方用药，或选药组方，进行治疗，从而起到中西医取长补短，优势互补的作用。目前，全国的中医院及西医综合医院的中医科，几乎都同步实行"病证结合"，形势很好，有力地促进了中西医临床结合的局面。

二、高级阶段

是指理论结合阶段。由于中、西医学都有解剖学，这是中西医能结合的首要基础；在人体主要生理功能的认识上，中、西医学也有同一性（如肺主气、司呼吸，"心"主全身血脉等等），这是中西医结合的另一重要基础。正因为有了这两个基础，奠定了由临床结合阶段向理论结合阶段发展的可能性，也肯定了我们过去50年来进行"病证结合"取得的成就，其根基是牢固的，疗效的提高是肯定的。足见，不论中医和西医，"脏腑理论"均是其核心。如果没有"脏腑理论"的指导，中西医结合和统一是有困难的。目前，我国还没有比较明确或成熟的理论结合的模式。但是，近10多年来，中西医结合的理论阶段正在孕育产生。如李振英主任医师提出的现代医学中的"病理过程"与"证"结合的假说，著者赞同并共鸣。它是"病证结合"的临床理论基础。我们若能在以"病理过程"（即病理生理的变化）的基础上，实行中西医"病证结合"，我认为这是一个新的结合点。上海中医药大学匡调元教授曾指出，"要使之发展到高级阶段，应当强调代谢、机能与结构的统一，疾病与证的统一和中西医的整体统一。"著者非常赞成这种观点，并实行之。探讨各种疾病的防治，使其在机能、结构和代谢上统一起来，强调机体的整体统一性，促进中西医走向全面整体结合的理论发展阶段。欲要达到这个阶段，著者个人的初步意见是，中医要向微观发展，西医要向整体倾斜。并将中医具有普通系统论、整体论、平衡论和辩证思维的诊疗体系为特征的中医整体观与西医的"综合整体观"（Holistic medicine）结合起来，形成一个新的医学模式，最终建立成一个中西医结合的现代医学体系。

第六章 中西医两种整体观整合框架的设想

这是中医脏腑论发展的第五个新论点。1985 年，著者分析了中西医学的优缺点，提出了二者的共性后，撰写了《论中西医两种整体观结合的必要性》。发表于 1985 年第 3 期《兰州医学院学报》。（详见许自诚著《中医脏腑学说的研究与应用》第 126~133 页，甘肃科学技术出版社，1995 年）翌年，在北京召开的 "2000 年的中国研究" 中西医结合论证大会上宣读。该文论证了 "两种医学在整体观上的结合是十分必要的，也是可能的，它关系到两种医学在整体结合上的重大问题，也初步谈了一些结合的设想，可作为两种医学在理论上总体结合的基点和纽带"。

中医药学整体观的形成，历史悠久，源远流长，它始终把人作为一个整体对待，并把这种思想贯彻于防治疾病的全过程。人是世界上最宝贵的，病患在人身上，治病时首先要看到的是人，后再看到的是病，将人摆在第一位。

中医药学的整体观认为人体内存有三种整体统一性：

一、人体内部的整体统一性

《黄帝内经·灵兰秘典论》提出，人体内部的各个脏器，在 "心"（实指大脑）的统一调控下，各自发挥自己的生理功能，而且相互联系，共同维持着人体内部的协调和整体统一性。脏腑学说的提出，正是反映了这一问题。

二、人与自然环境的整体统一性

在 "人与天地相应" 的思想指导下，中医药学将宇宙自然看为一个整体，人是宇宙整体的一部分。人以天地的 "气" 而生，人体所需的食物、日光、空气、水等都来源于大自然，离开了它，人就不可能存活；人以食为天，尤其是饮食问题最为重要。四季气候的变化，我国南北地区气候寒热异常，北方偏寒，南方偏热，人的体质也不同，北方人多寒性体质，南方人多热性体质；东方人多寒性体质，西方人多热性体质，后者可能与摄入食物的热量多有密切的关系。日月星辰的运行，以及风、雨、寒、湿、冰、雪、尘埃和瘟疫病邪等等，无不对人体的健康带来影响。突发的狂风暴雨、暴雪、水灾、旱灾、火山爆发、地震、海啸等，更易使人的健康、生命、财产受到严重的损失。因此，人不能违背自然规律，只能利用规律，设法顺应自然环境，并与它保持和谐，把灾害减到最低。

三、人与社会环境的整体统一性

社会的政治、经济、文化等无疑对人是有影响的，尤其是社会的安定与动乱、富贵与贫穷、个人在社会中的地位、权利，以及生活方式等因素，直接或间接影响着人体的健康和疾病的发生，如因贫致病、因病致贫、婚姻问题等。人们为了应激这些社会因素，精神、情绪等心理反应易于导致成中医学所称的"七情致病"，在预防上，提出"形与神俱而终其天年，度百岁乃去"的观点（《素问·上古天真论》）。从而也形成了中医药学的身（形）心（"神"）统一论（身"心"一元论）。研究中国传统医学的身"心"统一论，对情绪失控的防治具有一定的指导价值。因此，我们要与社会环境保持和谐，"七情致病"、因贫致病、因病致贫的发病率必定有所降低，甚至很少发生或不发生。

四、现代医学的整体观

始于1926年，由南非哲学家杰·苏斯（J.Smuts）首次提出了整体（Holism）一词的概念，以后，医学界在此思想的指引下，针对医学理论体系中存在的机械论、还原论和心身二元论，提出了整体医学（Holistic Medicine）观。1983年陈兴广教授发表了《论整体医学观》（《国外医学·社会医学分册》，1983年创刊号），指出"首次把人作为一个整体对待，并认为任何一个整体水平大于而且不等于其他各部分的相加"。整体医学观又指出，"机体外部有两个平衡：自然生态平衡和社会生态平衡。机体内部也存在两个平衡：生理平衡和心理平衡。"在治疗技术上还指出"除了今天行之有效的生物医学技术外，还包括古代的、现代的、国内的、国外的以及所有学科的有用的技术"。

著者认为中西医两大理论体系在整体观上的结合是时代发展的趋势。樊代明院士于2017年在兰州大学第一医院作了一次精彩的"整合医学"（HIM）的学术演讲，著者有幸参加，受益匪浅，并表示十分赞同。樊院士说："整合医学已形成世界医学的潮流,这个潮流是不可阻挡的。"启发了著者,当今世界医学的发展已进入整合时代。

著者对两种整体医学观相结合框架的设想是:中医药学的"人与自然环境的整体统一性"与西医学的机体外部的"自然生态平衡"相结合;"人与社会环境的整体统一性"与西医学的"社会生态平衡"相结合;"人体内部的整体统一性"及人的"身'心'统一论"与西医学的"机体内部的生理平衡和心理平衡相结合"。此外,中医学诊治疾病时,一直遵循着辨证论治及因时、因地、因人而异的个体化治疗原则,这是它的一大特点,应该纳入中西医结合的框架之内。

第七章　中西医养生保健与实践体会

本文系著者于 2011 年 11 月 3 日在兰州大学第一医院全院大会上做的学术报告。其目的是为了普及保健知识，人人共享健康长寿。鉴于本人当时已 87 岁，身体仍然保持着较健康状态，还继续上门诊为患者治病，希望谈一点本人养生保健的所谓"秘诀"，故谈了几点自己的实践体会。2019 年 3 月作了一些修改，著者现已 95 岁。

养生保健就是保养生命、促进健康、延年益寿的意思。养生保健，人人需要，尤其是中老年人更加需要。中、西医两大医学体系中都有极其丰富的内容，但如何从中取舍的确是一个难题。现就我个人对它们的理解和选择，并结合自己多年的实践经验和体会，谈一下中西医结合的养生、保健知识，供大家参考。希望各位根据自己的身体情况，选择适合自己需要的方法。

一、指导原则

（一）西医的五大健康基石

洪昭光教授说西医有四大健康基石，来源于国际维多利亚会议决定。近年来钟南山教授又加了睡眠充足，故称五大健康基石：①合理饮食；②适量运动；③戒烟限酒；④心理平衡；⑤睡眠充足。这五大基石构成了健康的生活方式，它能使高血压减少 55%，脑卒中减少 75%，糖尿病减少 50%，肿瘤减少 1/3，平均寿命延长 10 年以上。

（二）中医的八大养生纲要

来源于中医经典著作《素问·上古天真论》："法于阴阳，和于术数，食饮有节，起居有常，不妄作劳，故能形与神俱，而尽终其天年，度百岁乃去。"又说："圣人不治已病治未病，夫病已成而后药之，乱已成而后治之，譬犹渴而穿井，斗而铸兵，不亦晚乎?"

著者将它们概括为中医的八大养生纲要：①遵循宇宙自然的阴阳和人体内阴阳变化的规律为养生的指导原则（即达到人体内外的阴阳平衡为原则）；②饮食要有节制；③起居要有规律；④劳动、锻炼要适当；⑤顺应四时，防御寒暑；⑥不过喜过怒；⑦与人和睦，保持良好心态；⑧重视治"未病"。还要知足常乐，安度晚年。

《素问·上古天真论》说："上古之人，其知道者，法于阴阳，和于术数，食饮有节，起居有常，不妄作劳，故形与神俱，而尽终其天年，度百岁乃去。"上古时代的人，懂得"道理"，上知天文，下知地理，中和人事的人，寿命就比较长，他能遵循宇宙自然和人体内的阴阳变化的法则，饮食有节制，起居有规律，恰当地控制性生活、适当的体力劳动和锻炼，所以才能使形体和精神相依相附，保持协调统一。最终达到享受自然的寿命而活到一百岁。（姚止庵撰《素问经注解》）

《素问·上古天真论》说："圣人不治已病治未病，夫病已成而后药之，譬犹渴而穿井，不亦晚乎?"

《灵枢·本神》说："智者之养生也（《辞海》3908页，智者：人类早期有智慧的人），必顺四时而避寒暑，和喜怒而安居处，节阴阳而调刚柔。如是，则避邪不至，长生久视。"

可见有知识的人之养生方法，必须是顺应春、夏、秋、冬四季气候的变化，适合因气候的变化而产生的冷暖温度，采取措施，很好地适应环境。不过喜过怒，人与人相处要和睦，夫妻相处要和睦，时刻保持一个良好的心态，要使体内的阴阳不失平衡、刚柔相济，达到一种和谐的状态，那么，病邪即不易侵入，人不容易生病，自然可以延长生命而不易衰老，这就是养生的真谛。（《新健康》，孔令谦撰《养生到底养什么》）

二、中西医结合养生保健与我的实践体会

由于中西方文化背景不同，人的思维相异，中国人看问题多从整体考虑，西方人多从局部分析考虑，这样形成的中西医理论也就迥然不同。现在看来，尽管思维和说理上有所不同，但从本质上看，我认为是不矛盾的，有殊途同归、异曲同工的作用。中西医各有优缺点，在养生保健方面的措施，若能有机地结合起

来，可能对人们的保健起到更好的作用，从而达到延缓衰老、健康长寿的目的。现以个人的实践经验和体会，谈以下八点。

（一）顺应四时，防御寒暑

兰州大学医学院李崇高教授谈天地自然环境对人体的影响时，认为自然界的"天"对人类生存和健康影响最大者有：阳光（紫外线、红外线）、空气、温度、湿度、大气压、氧气、臭氧、二氧化碳、电离辐射、台风、暴雨雪、巨大陨石和小行星的撞击等。这一切与地球和人类的活动有着密切的关系。

中医学认为人以天地的"气"而生存，凡人体所需的食物（五谷、蔬菜、水果、肉、蛋、鱼虾、海产品）、资源（煤炭、天然气、电等）、日光、空气、水等物质都来源于大自然——大地和天，若离开了大自然提供的这些物质条件，人就不可能存活。日、月、星辰的运行，四季正常气候的变化，对人体健康是有益的，而异常的风、雨、寒、湿、冰、雪、沙尘、污染、地震、海啸、火山爆发及瘟疫病邪（传染病的病原）等变化，对人体的健康和疾病甚至生命，的确有较严重的影响。近几年发生的"极端天气"，全世界不少国家都遭受到多种严重自然灾害的影响，我国也不例外，如 2008 年 2 月南方地区遭受 50 年不遇的雪灾、冰灾和低温的侵袭，8 月 15 日又发生汶川地震；2010 年北方地区黄河结冰，从未有过的渤海、黄海也结冰，甘肃省舟曲发生泥石流；2011 年前半年，南方不少省市暴雨成灾，下半年西南地区大旱成灾，重庆一带高温达 43℃，美国龙卷风、飓风、森林火灾，非洲东北部大旱成灾等等。在这种极其恶劣的气候环境下，个人的养生保健显得无能为力，只有依靠国家甚至联合国的力量，才能将生命、财产等的损失降低到最小的程度。

中医学有"人与天地相应"（《灵枢·邪客篇》）的观点，我认为比较正确，人与大自然息息相关。宇宙是一个整体，人是宇宙整体的一部分，人不能脱离自然，违背自然规律，要与自然环境保持和谐。个人的养生、健康也要遵循"人与天地相应"的观点为指导，维护自己的健康，预防疾病的发生或复发。同时也要适应自然环境，发挥人的能动作用，战胜自然灾害。

如何顺应四时，防御气候冷暖的变化？就要顺应四时（即四季）阴阳消长的规律进行养生。春温、夏热、秋凉、冬寒四季有规律的气候变化，对人体的生理活动有一定的影响，人们应该顺应它，适应自然环境的变化。

春夏之间，气候比较温暖（属阳气旺盛），秋冬比较寒凉（属阴气较盛）。初春之际，气候易冷、易热突然变化，乍冷乍热，有些慢性病如慢支、哮喘、肺气肿、慢阻肺等易于复发或加重，更要注意保暖，不要随意减少衣服，北京一带人们有"春捂"之说，正是此意。夏季气候炎热，特别要注意防暑，以免中暑。一般人喜欢吹凉风，喜吃冷饮，此时要遵照中医理论"春夏养阳"的养生原则，勿贪凉食、过多冷饮，室内温度不宜过冷，如过度使用空调降温极易损伤阳气，因此需要保护体内的阳气。2018年我曾遇到一个慢性腹泻的病人，病期已2~3年，每日腹泻3~4次，心理负担较重。追问引起原因时，他说3年前夏季，天气特热，自己又体胖，平日怕热，一次连续吃了30个冰棍，结果发生腹泻，迄今未止。中医学将人的体质概括分为两大类型，一为偏寒体质（体内热量较少），平日怕冷，喜吃热食，穿衣也较别人多；一为偏热体质（体内热量较多），平日怕热，喜吃凉食（凉菜、水果、凉粉、凉开水、冷饮料），穿衣也较别人少。前面所举的这个腹泻病人，属偏热体质，但因吃冰棍太多，损伤了脾胃之"阳气"。偏寒体质的人，平时胃阳不足，胃中怕冷，虽在夏热季节，仍喜吃热饮食，谚语常有"冬吃萝卜夏吃姜"的说法，生姜辛温，能暖胃散寒，夏至之后，天气进入最热时期（伏天），按中医的理论，孕育着阴气始生。我国江南一带（如成都重庆）温度高，湿度高，寒气、湿冷均为阴气，所以暑天有吃姜的习惯是符合中医学"夏至一阴生"的内涵。

秋冬之间，气候比较寒凉，尤其是"冬至"之后，进入数九寒天最冷的时候，容易受寒感冒，特别要注意保暖护阳，尤其是背部、腰部和下肢三处要保暖。还要遵照中医学理论"秋冬养阴"的养生原则，适当地多吃点高蛋白高热量的饮食（鱼、鸡、牛肉、羊肉、海鲜等），同时兼吃点白萝卜，可助消化，因内含消化酶，但也要注意室内温度不宜太高，以免耗阳伤阴。"人以阳气为主"，秋冬之季阳气始生，故还要注意保养阳气，这也是中医学"冬至一阳生"的内涵。

四季气候不但如此，早晚温差大，新疆某些地区还有"早穿皮袄晚穿纱，中午怀抱大西瓜"的情况。我国地域辽阔，北方气候比较干燥、寒冷，冰雪交夹，正所谓"千里冰封，万里雪飘"，冬季的特点是偏于干冷；南方气候比较湿润、温暖，阴雨连绵，冬季的特点是偏于湿冷。南北方人对气候的耐寒耐热也不同，生活习惯相异，形成的体质寒热也有差异。一般来说，偏寒体质的人能耐热不耐寒，南方人较多，偏热体质的人能耐寒不耐热，北方人较多。著者于 20 多年前（1990 年，详见许自诚著，中医治疗疾病的现代原理，中医脏腑学说的研究与应用，172 页，甘肃科学技术出版社，1995 年），发现老年人怕冷的多，并常伴有血瘀、痰湿现象，除治疗外，老年人要常固护阳气，最好的方法是晒太阳，"跟着太阳走！"因太阳是宇宙间最大的阳气。因此，养生保健，要根据具体情况，因地因人制宜。总而言之，要顺应四时冷暖气候的变化，防御保护自己，使人体内外阴阳变化的规律保持相对的平衡，人与自然环境保持协调而和谐的状态。

（二）饮食要有节制，也要注意营养均衡

中医一般主张饮食宜清淡，少食。清淡，并不是吃素，不吃鸡鸭鱼肉。清淡的含义，主要是少吃油腻的食品及气味浓厚的食物和调料。兰州大学朱玉真教授提出四少一多的观点。四少：食盐、油、味精、糖宜少；一多：醋宜多。这个提法，既有对预防、改善高血压、肥胖等的作用，又符合中医学饮食清淡的原则。醋的作用较多，除了增进食欲、促进消化外，现在实验研究发现醋具有：①减少老鼠体内过氧化脂质，因它是形成动脉粥样硬化的主要物质；②可以使人体摄入的糖分迅速转化为能源；③降低胆固醇；④降低血压；⑤促进钙的吸收。少食，就是指进食不宜过多、过饱，八成饱就合适，切忌暴饮、暴食。进食的迅速，不主张狼吞虎咽，主张细嚼慢咽，尤其是老年人，因其牙齿一般都不好，胃的消化能力减退。（许自诚中西医结合治病经验选集，第 258~261 页，甘肃民族出版社 2001 年版）既要节制饮食，还要注意营养。健康五大基石中，合理饮食的提法是有道理的。我平时不多吃，只吃八成饱（要保持好八成饱，最好的方法是吃饭前先喝点汤。广东人有先喝汤的习惯，我是赞成的），粗细粮搭配，荤素搭配，吃蔬菜较多，一天约 500g（一市斤）；鸡、鸭、鱼肉、海鲜、禽蛋、牛奶样样都吃，但不多吃，正如天津人有句话："嘛都吃，嘛都不多吃。"我至晚年，甚至多一口饭也不吃，若是强吃胃中即感到不适，深深悟到中医有句名言"饮食自倍，脾胃乃伤"的真实含义，民间有俗语"每餐少一口，活到九十九"的生动总结。每逢节假日，或参加宴会时，还特别注意少吃。每日按时定量进餐，早餐一碗牛奶（250ml），50g（一两）主食，1 个鸡蛋，2~3 个红枣；午餐及晚餐，主食各约 100g 或 75g（二两或一两半），多以面条为主，晚餐更注意不多吃，吃多不仅损伤脾胃，还影响睡眠，增加心脏负担。中医历来主张要保护脾胃的消化功能，很正确，既利于饮食能量的发挥，又利于口服药物的吸收，少患疾病。《随息居饮食谱》序中说："茹淡者安，啖厚者危。"（茹，吃的意思，啖，自己吃或给别人吃）因此我主张，自己宜少吃，也不要给客人碗中热情地夹菜，也反对别人给自己碗中夹菜。据国内统计，国人受幽门螺杆菌(Hp)感染率占 70%。我这样做，避免交叉感染，现在主张分餐最好。

美国做了个动物实验，用两群猴子，一群吃饱为主，一群七八分饱。10 年后，每餐吃饱的猴子，肚子大、高血脂、脂肪肝、冠心病的多，100 只猴子死去了 50 只。另一群猴子，苗条健康，100 只死去了 12 只。15 年后，顿顿吃饱的猴子都死光了，高寿的猴子都在七八分饱的群中。从这个实验可以明显地看出，中医在两千多年前《黄帝内经》中指出的"节制饮食"的观点是正确的，富有远见和科学道理。健康基石中指出"戒烟限酒"的问题，略提几句。抽烟，对人体有百害而无一利，对患有慢支、肺气肿、慢阻肺、哮喘、心脏病、高血压病者影响最显著。肺癌的患病率近年来有上升趋势，终生吸烟的人要比不吸烟的人之危险性高 20~30 倍。适量的饮酒，可促进人体的血液循环。过量饮酒，可影响胃肠的消化吸收，营养物质的新陈代谢。长期饮酒者易导致成酒精性肝硬化。平日喝点葡萄酒对人是有益的，日本医学家森辛男博士 1985 年曾带领 WHO 国际团队开展"循环系统疾病与饮食调养"的国际研究，目标选定在格鲁吉亚（高加索区域是国际认同的高寿区），结果发现，当地长寿人喜喝葡萄酒是长寿的秘诀之一，并且吃葡萄不吐葡萄皮，连籽一起吃，经过检验葡萄皮含有大量的食物纤维，葡萄籽更含有大量可降低胆固醇的不饱和脂肪酸及抗氧化营养素，对于预防心脑血管病非常有利。酗酒，绝对要禁止，戒烟越早越好，喝酒越少越好，葡萄酒喝多了也不好，毕竟它还是酒，对肝脏造成负担。

目前在我国，有些人的生活方式变了，饮食结构也已发生了变化。有因"饭局"多，大吃大喝，有因父母溺爱独生子女，营养食品尽量满足孩子的要求，甚至常吃"肯德基"，结果身体都胖起来了，一些疾病也接踵而来，中学生发生高血压的现象已经出现。2 型糖尿病、高血脂、脂肪肝、高血压等形成的"代谢综合征"也越来越多。这些均与常吃高脂肪、高热量食物有重要的密切关系。同时，还与这些人缺少运动有关，与中医提出"节制饮食"的原则是相违背的。近年来，世界卫生组织报道全球约有 28%的人患上饮食失调症（又叫"健康食品痴迷症")。这类人与多吃高脂肪高热量的人群相反，他们拒绝摄入动物脂肪，最终导致身体缺乏蛋白质、维生素、矿物质，造成营养不良，引起代谢失调，40 岁以上的妇女易患此症。(科学饮食　别走极端,文摘周报,2010 年 5 月 11 日)我提醒大家，特别是年轻女同志，千万不可走这条路，这不吃，那也不吃，只吃水果，讲究苗条，最终可能患上营养不良症，一定要注意营养和节制饮食二者的关系，不可缺一。

五大健康基石中的"合理饮食"问题，洪昭光教授所说的具体食物的品种(奶、蛋、豆制品、蔬菜、水果等)比较全面，可结合中医的观点参照执行。中医经典《素问·藏气法时论》中对饮食概括为"五谷为养、五畜为益、五菜为充、五果为助，气味合而为之，以补精益气"，指出饮食的主要内容为五谷、蔬菜、水果及肉类，并注意气(寒、热、温、凉)味(苦、甜、咸、辛、淡)的不同选用。反映了中国人的概括饮食食谱及特点，基本上符合中国居民宝塔式的饮食结构。

此外，中国人对菜肴有一种习惯，很重视色、香、味。外国朋友为什么喜欢去中国菜馆用餐，问题就在于色、香、味俱全。但我认为，只注意色、香、味，不考虑营养的合理性是不全面的，应该营养合理和美味相兼。有人说:"营养好的东西不好吃，好吃的东西营养差，好像成了一个定律。"《美国临床营养学》有一篇文章，总结了天然食品中各种"健康活性物质"的味道，发现绝大多数都是苦、涩或刺激的风味。如茶的味道苦，巧克力、柚子也有点苦，因含甙类、茶多酚类物质，所以苦，却能帮助防癌，大蒜、萝卜有臭味，因含硫类物质和烯丙基二硫化物有关，它们也有助于防癌。

最后，我建议饮食中吃点红薯，因胡萝卜素(维生素 A 的前身产物)的含量比胡萝卜多 2 倍，对改善人们的视力有帮助，含膳食纤维素也较多，它能与体内的胆固醇结合，通过肠道排出体外，对高胆固醇患者有好处，红萝卜通便作用好，可能与纤维多有关，含纤维素较多的食物如南瓜、西兰花、各种豆类。但要注意，不要多吃，易产生腹胀，体质偏寒的人更要少吃。

(三) 起居要有规律，睡眠要充足

生活规律是保持健康的重要因素。平时要养成按时起床、睡觉、吃饭、工作，甚至娱乐等的好习惯，老年人更要注意，如看电视、玩麻将、打扑克等，建议不要超过 2 个小时，过多则对身体有害。我曾遇到一位退休女同志，70 多岁，

连续看电视 5 个半小时，结果发生眼底出血，及时住院治疗，现在在亲人的帮助下生活能自理。另一位是我在某医院会诊的病人，老干部，80 岁，对麻将特感兴趣，因连续打了数小时，结果发生脑溢血，倒在麻将桌旁，急诊入院治疗，瘫痪卧床住院近 10 年，开始进食需要人喂，以后全用鼻饲。因此，老年人在娱乐时，绝不要忘乎所以，要有节制。

现代社会，竞争激烈，在工作较紧张、节奏快的情况下，要注意劳逸结合。一些中年人，晚上吃、喝、玩、乐，直到半夜，并且习以为常，第二天晨起上班，有时早餐也顾不上吃，工作中常感精力不足，这是一种不良的生活方式和习惯，对身心健康极为不利。因工作需要，暂不能离退休的同志，我建议忙中偷闲，注意劳逸结合，这一点很重要。

睡眠充足是五大健康基石之一。人在一生的漫长历程中睡眠几乎占到 1/3 时间，足见睡眠绝不可少，我感到睡觉是恢复疲劳最好的方法。据现代医学科学研究证明，睡眠后人体内的免疫细胞大量再生，睡眠不足会极大影响机体的免疫功能。因此，主张睡眠要充足是有科学道理的。

15 年前，我 80 岁，有人问我，你对中医的养生怎么看？我答道，《素问·上古天真论》中记载"法于阴阳，和于术数，食饮有节，起居有常，不妄作劳，故能形与神俱，而尽终其天年，度百岁乃去"一段，是中医养生的精华，我很赞赏，但有不足之处，若再加上"睡眠充足、适量运动"两条才比较全面。2017 年诺贝尔生理学奖获得者美国三位科学家［如缅因大学（University of Main）吉夫里·斯·哈尔教授（Jeffrey C. Hall）等］提出控制昼夜规律分子机制问题，建议人们要按照昼夜规律来安排自己的工作和生活，特别指出熬夜易损伤人的健康。这一点，请大家重视。

我个人的生活比较规律，每天早上 7 点起床，遂即排便，洗漱，喝一杯温开水，然后出门锻炼；早饭后开始工作，每周上 2~3 次半天门诊或看书。中午饭后，下午 1 点 30 分一定要睡觉，约睡 1h；3 点起床后，晒太阳半小时，或与同事"话聊"，谈古论今，无拘无束，感到精神舒畅。5 点 30 分吃一瓶酸奶，晚上看电视约 2h，10 点准备睡觉，11 点入睡，能睡 7h，很少失眠。中医学很重视睡眠，有一种"子午觉"的观点（晚上 11 点到凌晨 1 点为子时，上午 11 点到下午 1 点为午时）。子时是自然界的昼夜阴阳转化的时间，也是人体内阴阳转化的时间，人们要顺应这种规律，掌握时间，安排自己的睡眠。这个观点我赞成。为什么主张子时一定要睡觉？我的认识是，此阶段可能与人体内的激素尤其是肾上腺皮质激素开始上升，至翌晨 7 点达到高峰有关，请同志们研讨。人脑中的松果体分泌一种物质叫褪黑素，在凌晨 2~3 点分泌的最多，能促进人的睡眠。可能与人体内的神经、内分泌、免疫三系统相互联系、相互作用，共同维持人体内的稳态机制有重要关系。我从 20 世纪 80 年代起，坚持睡"子午觉"，迄今为止，从未间断，深感自己是受益者。因此，我建议同志们一定要睡"子午觉"，对身体大有好处。因工作需要加夜班时，最晚不要超过凌晨 1 点。一个老年人夜间睡多长时间比较合适？我的体会是 7~8h，中午 1~2h，一日总共 8~10h，如果中午睡不着，也要闭目静卧半小时。睡眠充足的确很重要！

（四）适量运动，宁静养神

法国思想家伏尔泰曾说："生命在于运动。"此话有道理，已引起人们普遍认同，但我认为不全面。适量运动是五大健康基石之一，并认为走路是最好的运动，过剧烈、过缓慢，都对身体无益。老年人爬山、走楼梯，对关节磨损厉害，因关节受生理性自然退化的影响，极易导致成双膝退行性骨关节炎，此病目前尚无特效疗法。因此我认为老年人应禁止这两项锻炼方法。据现代研究，剧烈运动后人体的免疫力降低，经过 24h 后才能恢复到原来的水平，长跑后整体耗氧量增加 10~20 倍，肌肉耗氧量增加 100~200 倍，同时氧活性增加 3~7 倍，核酸和蛋白质的氧化损害产物也明显增加，所以剧烈运动可缩短寿命。过慢运动则达不到健身目的。

怎样才算适量运动？要掌握好一个"度"字。"度"的最简单判断方法是锻炼后自己不感到疲劳即可。若感到疲劳，甚至想睡觉，证明运动量已过。在这个原则下，可根据自己身体的情况(慢性病、年龄、性别等)和兴趣，选择比较柔和、缓慢的运动方法较好，时间约半小时，最多不超过 1h，要循序渐进，由少到多，由简到繁，由易到难，切忌急于求成，或人云亦云，他学什么运动方法，也跟着学什么运动方法。在具体方法上，除五大基石中提倡走路是最佳的方法外，中国的太极拳、太极掌、太极剑等对老年人较合适。太极拳的优点是动静结合，动作缓慢、前后左右对称，开始前，要求"心"(实指大脑)静体松。因此我认为很符合中医对人体生理的要求，易达到体内阴阳平衡，实为一种身"心"健康的锻炼方法。现代研究证明，太极拳有调整人体高级神经系统、植物神经系统、改善微循环及延缓衰老的作用。临床实践也证明，长期练太极拳的老年人，无论在体质方面，还是在心血管、呼吸和代谢功能、运动协调等方面显著优于不锻炼的老年人。我的经验告诉我，人到85岁以后，要少打太极拳，以免膝关节磨损加重。因老年人多患双膝关节退行性改变，经常腿痛。

我的锻炼方法：时间在早晨，地点在室外，尽量在空气新鲜，道路平坦，避开风口处。程序是先走路10min，后做自编健身操（根据自己患多种慢性疾病的身体情况和体质状态而编的）15min，再打太极拳或太极剑10~15min，称为"晨练三部曲"。总计时间30~40min。至今我已95岁，年纪大了，身体怕冷，因此又将时间改在下午3点，而且天气要晴朗，阳光普照，户外晒晒太阳，又炼筋骨。缓缓开始，慢慢结束，基本做到了风雨无阻，深感打太极拳或太极剑受益匪浅，我身体多病，活到现在，其中一个重要因素与以上适量的运动有关，我的经验是贵在坚持，持之以恒。

宁静养神。只重视运动是不全面的，生命需要运动，也需要静养。中医学认为"动以养形，静以养神""养生必须养形、形神并养，做到形与神俱""有形才能有神，形健则神旺"，可见，形神统一才是生命存在的基本保证。"神"，即人的精神、意识、思维活动，"神"由"心"主，"心"实指现代医学的大脑功能，宁静养神可使大脑得到一定的休息，这是中医学养生保健的一个特点。此外，要注意不要过喜过怒，要保持心理平衡。

"静以养神"的具体做法是静坐，要求人们排除杂念，闭目静养，保持心境的安宁。时间的长短不定，短则10min，多则半小时或1h，一般主张20min。开始做时间可短，5min也行，一日1次即可。静养后，自会感到全身轻松，精神爽快，思维敏捷，可起到形神协调的保健作用，正所谓"心静则神安，神安则脏腑气血和调，邪亦难犯，自有益于延年益寿"。现代研究表明，静坐可使呼吸次数减少，皮肤带电反应减少70%，心跳次数减慢，脑电波中α波增加，并降低肌肉紧张程度。（张湖德，《早晚静坐，睡得好》，《老年博览》2011年10期，第61页）

"形与神俱，而终其天年，度百岁乃去。"（《素问·上古天真论》）指出具备形（身），神（"心"）两方面，协调养生，人可以活到自然寿命，达到100岁高龄。因此，我们既要适量运动，又需要宁静养神，二者不可缺一，动静结合，辩证统一，更有利于老年养生保健。"恬淡虚无，真气存之，精神内守，病安从来"，这是一种中医养生的更高境界，希望大家好好领会，实现人们养生的最高理想。

（五）节制性欲，延缓衰老

节制性欲，指节制性生活。若谈起性生活，人们多避而不谈，其实这个问题很重要，绝不可忽视。《孟子》一书中曾说："食，色，性也。"《礼记》也说："饮食男女，人之大欲焉。"认为饮食和男女的性生活是人的本性，生理的需要，心理的需求，两者必不可缺少。与前所讲的《节制饮食，注意营养》应摆在同等重要的位置。

节制性欲，中医书里称"房事有节"，在《汉书·艺文志·秘书十种》中提出"乐而有节，则和平寿考"的观点，我认为极其正确而宝贵。人们不仅要有和谐、轻松、愉快的性生活，还要有节制地过好性生活。这样可起到延缓衰老、增长寿命的作用。我将这种观点概括为"乐而有节，节而益寿"两点，并称为这是中国传统医学性生活养生观的核心。我国明代著名中医学家龚廷贤曾说："年高之人，血气既弱，觉阳事辄盛，必慎而抑之，不可纵心恣，若不制而纵欲，如火灭油去。"强调纵欲可能缩短寿命，对老年人极为有害，老年人应该有适当的性生活。

经考查历代不少皇帝英年早逝，原因固然较多，但与性生活频繁，甚至糜烂有密切的关系。老年人多有动脉粥样硬化，患心脑血管病者较多，由于性生活过于兴奋，在性交过程中突发心绞痛、心肌梗死、脑溢血，甚至猝死者已有报道。因此，老年人的性生活，不可不慎，要适度，掌握好一个"度"字，但也不要过于压抑，以免发生某些疾病。禁欲主义是不对的，违背人的性生活，我持反对态度。美国性医学家玛斯特提出："性压制易致各种疾病，正常而有节制的性生活可降低癌症等多种疾病的发病率，增强免疫力，延缓衰老。"美国俄州大学心理学家简丽丝又指出："配偶分居，对人体免疫系统会造成有害的影响，丧失亲人容易增加患病率，死亡也早。"（老年人的性心理，健康之友）。

综上所述，现代性医学家和心理学家指出的正常有节制的性生活，增强身心健康，减少疾病，延缓衰老，走健康长寿的道路之论点，与我国两千多年前提出的"乐而有节，节而益寿"的性生活养生观之观点不谋而合，并得到了证实。希望中老年人保持性机能，尽力延缓性衰退，适当的过好性生活，牢记中医"乐而有节，节而益寿"的性生活养生观点。

（六）发挥余热，培养乐趣

"老有所为""老有所乐"，这是我们国家希望老年人发挥余热，继续为社会主义做点贡献，并过好健康、愉快的晚年生活。中国有句名言"莫道桑榆晚，为霞尚满天"（刘禹锡《酬乐天咏老见示》），现已成为老年人"老有所为"的催化剂，激励了不少老年人积极向上的热情。但要知道，人到老年，人的生理结构和功能都在老化、减退，有些疾病也接踵而来，自己的体力和脑力均感不足，想干点事，心有余而力不足啊！因此，各个老年人应根据自己的身体状况，自己的职业、专长和爱好，量力而行，发挥余热，做点乐于干的事，这样会感到生活充实、开心，对健康有益，对社会也有贡献。

"老有所乐"，人到老年，最怕孤独、寂寞，因而一定要培养一些健康向上的兴趣爱好。可根据个人不同的文化层次，不同居住环境，不同家庭条件，不同体质素养及自己的爱好，如养花、学绘画、唱歌、跳舞、学唱戏、看书、写字、垂钓、弈棋、与亲人知心老友聊天等等，任您选择。"智者乐水""仁者乐山"，出外旅游是个极好的方法，联合几位朋友、同事，去某地欣赏名胜古迹，名山秀水，在清新的环境中享受大自然的美好风光，常会感到心旷神怡，乐而忘忧。但须提醒大家时间不要太长，累了即休息。若患有高血压病、肺心病、冠心病、风心病及先天性心脏病时，切忌去高山或高原缺氧地区旅游。冬季时，要学习候鸟，在南方过冬，选择居住的地方要靠近医院或医疗单位，便于有病时就诊。会不会寻找乐趣是关系到晚年能否健康、快乐的生活大事。我自己喜欢去名山秀水，名胜古迹较多的地方旅游。但现在年事已高，心有余而力不足，不能去了。多年来每当我为患者解除病痛后，患者心存感激之情时，自己也深感欣慰，看病遂成为我的一大乐趣；有时喜欢读一些历史书和古典文学名著，学唱几句京剧、秦腔、花儿，常常自得其乐。

（七）无病早防，有病早治

中医和西医都很重视疾病的预防。两千年前中医就提出治"未病"的预防思想："圣人不治已病治未病，病已成而后药之，譬犹渴而穿井，不亦晚乎！"（《黄帝内经·上古天真论》）中医治"未病"的内涵，现在的认识又有了提高，国医大师邓铁涛教授曾说"所谓治'未病'，需要未病先防，既病防变，病后防复。"（2019 年，我尊敬的邓老已去世，享年 104 岁）

　　怎样才能无病早防？我的体会是，前面所讲的六条养生保健的原则及方法是无病早防的重要内容。希望大家能认真对待，持之以恒去实践，定能有促进你的消化吸收、血液循环、骨骼强壮、思维敏捷、免疫增强、性生活的延缓以及慢性病的恢复或稳定等多方面的作用，并延缓衰老，健康的生活。但是，养生保健的方法绝不能代替治疗，有病还得治疗、吃药、打针等，必不可少。无病早防，还须注意以下几点：

　　1.要发现疾病早期的症状，这是无病早防的关键。一般来说，疾病早期总会出现或发现一些蛛丝马迹。以心血管病为例：如老年人在上楼梯时出现心悸、气短、胸闷时，意味着心脏功能出现异常，不要自己以为是衰老的表现，应去看医生，确定有无冠心病或心肌梗死等心血管病。

　　2.有糖尿病、高脂血症、高血压、肥胖、抽烟、饮酒习惯，平日又缺乏锻炼，是心血管疾病的高危人群，表示您的心血管动脉硬化已开始，更应看医生。中华医学会心血管病学主任胡大一教授说："有数据显示，超过1/4的内地医生存在心血管疾病风险，1/3的男医生肥胖，男医生烟民占29.8%。"足见，有以上病史的人要特别注意，医生更应警惕，医生不仅要为人防治疾病，还要做一个疾病早防的模范。

　　3.老年人定期做健康检查。最好一年一次，这是早期发现疾病的最好方法。

　　4.坚持注射预防疫苗。希望老年人对注射预防疫苗抱积极态度，不要怕麻烦，怕起反应。现在认为，癌症是一种常见的老年病，我告诉大家一个信息，癌症的疫苗预防，全世界人和医生都在密切的关注。现代医学科学家正在积极地研制癌症疫苗，据英国报道，预防白血病的疫苗正准备进入临床试验阶段，如果成功，那将对人类是一个最大的贡献。2018年，英国已研制成功预防宫颈癌疫苗，现在我国已引进，正在推广中。

　　5.老年人患急性病时，要抓紧治病，勿失良机。如常见的感冒，往往自觉症状比较轻，自己不在意及时治病，易导致肺部感染或肺炎，确有一定的严重性，甚至丧命者不少。至于慢性病，也要抱积极的态度，因老年人常患2~3种或4~5种慢性病，当一种病发作时，或一种急性病时，往往影响原有的多种慢性病同时发作，造成疾病复杂化，因此要积极治疗，勿延误时间。平时对原有慢性病的治疗，关键在于是否认真坚持执行医生的医嘱。当然，急于治好某一种慢性病也不现实。如高血压病，当医生按照个体化治疗思想为您制定治疗方案(包括药物种类、服药方法、饮食控制，适当运动、按时睡眠，工作合理安排等)，只要肯坚持，往往可使血压达到平稳的状态。假如血压已经降到正常范围，而自己又主动停药，结果血压可急骤上升，有时达到 170~180mmHg，甚至 200mmHg，真有可能发生脑血管意外事件! 现在对高血压的治疗原则是终身服药，终身预防。

(八) 知足常乐，安度晚年

首先，我认为好的心态是老年人健康长寿的重要因素，老年人要有一个好的心态，比任何养生保健方法重要。人在顺境时，要能知足，能知足才能常乐。常言道："比上不足，比下有余。"千万不要攀比(尤其是对金钱、名誉和社会地位等)，这是我对健康五大基石中"心理平衡"的体会。遇逆境时，要随遇而安，必要时进行点反思，要有自知之明的态度。遇到突然发生的不幸事件时，对自己心灵打击较大，此时我建议，从我国哲学家老子的一句话中吸取营养："福兮，祸之所伏，祸兮，福之所依"。福或祸，须从思想上辩证地看它，福中有祸，祸中有福，没有过不去的坎，应尽快地从悲痛中解脱自己。

老年人要控制好自己情绪的波动。有人说："人老了，心小了"，对某件事，某一种行为，甚至某一句话，在别人看来没什么，但对一些老年人却心里不痛快，甚至大发脾气，捶胸顿足，长吁短叹，茶饭不香，睡不着觉，有时会诱发旧病，原有心脑血管病者易发生心绞痛、脑溢血，对身体健康影响极大。中医学对情绪致病问题，自古以来就非常重视，"过喜则伤心，过怒则伤肝。"切忌过喜过怒，控制好自己的情绪，希望能养成宽容之心，有海纳百川之胸怀。人应有点雅量，但也要有点骨气，要活得有尊严。总之，事能知足，心常乐，只要知足常乐才能心情舒畅，愉快地安度晚年。

有一段顺口溜，是描述人一生的历程，我感到有真实性，也有趣味性。根据自己的记忆特列于下：0 到 1 岁，光亮出场；2 到 10 岁，茁壮成长；20 岁为情彷徨；30 岁拼命向上；40 岁已定方向；50 岁回头望望；60 岁告老还乡；70 岁玩玩麻将；80 岁晒晒太阳；90 岁躺在床上；100 岁挂在墙上。

其次，家庭对老年人养生保健的重要性。我深深地感到，人一生中有一个美满的家庭，夫妻和睦，子女孝顺，衣食无忧，心情愉快的温馨环境，是老年人健康长寿的根本保证。夫妻和睦，互尊互爱，生活中的相互照顾起着核心的作用。

子女们长大了要分开居住，有利于老年人的健康。因为他们的生活方式、想法和老年人不同，这是客观存在的事实，对双方都有好处。至于子女"孝顺"的问题，我认为，现在的时代变了，老年人对"孝顺"的旧观念要转变，不要要求太高。因为当今社会竞争激烈，工作繁忙，压力较大，不能常请假来照顾。有时孩子们有难处，做老人的要体谅他们。我的看法是，只要孩子懂得"父母在想什么""有什么心思"，存有这个心就行了，自然他们会有行动的。有的孩子不在身边，居住较远，难来照顾，如父母将自己的子女送到国外上学或工作，这是一件好事。但是当自己年纪大了，有病无亲人照料，父母思念孩子心越切，时刻在脑子里旋转，对老人安度晚年有影响，迄今没什么好的办法解决，国家正在积极发展公益服务事业，如老年公寓、敬老院等。目前我国已是进入老年化的国家，老年人的照顾、赡养问题逐渐突出，期盼国家在政策上有所倾斜。倡导居家养老、社区服务的办法，我感到切合实际。

总的来说，老年人的保健原则，社会上流行着四句话：一个中心，以健康为中心；两个基本点，一是糊涂一点，二是潇洒一点；三大作风，知足常乐，助人为乐，自得其乐；四个最好，最好的医生是自己，最好的药物是时间，最好的心情是宁静，最好的运动是步行。

安度晚年，争取活到百岁。如前所述，《内经·上古天真论》说，人可以活到100岁。我国汉代，《论衡正说篇》记载，将人的寿命分为三级，"上寿九十，中寿八十，下寿七十。"三国时代嵇康（223—262）著《养生论》说："上寿百二十，古今所同。"至唐代，诗圣杜甫曾说："人生七十古来稀。"现在老年医学的研究，人的寿命应活到120岁，与距今1700多年前嵇康的推测完全相同。我认为，现代人的寿命应该说："七十不算稀，八十不稀奇，九十不遥远，百岁可努力。"如我国生物化学奠基人郑集教授已经活了110岁，大慈善家邵逸夫活了102岁，原铁道部部长吕正操活了106岁，我国简化字创始人周有光教授活到112岁等。在当今盛世，经济繁荣，人们的生活水平不断改善和提高，医疗条件先进，再加上重视养生保健的情况下，完全可以达到百岁高龄，120岁亦可期待。最后，祝大家健康长寿，活到100岁。

第八章　关注医学新理论、新发现的问世

"21 世纪是脑的世纪"，脑科学研究与发展日新月异，给人的认识开拓了广阔的视野，新的理论、新的发现不断地涌现出来。据最新的研究有以下几个方面：

一、人有五个"大脑"

1.现代医学对大脑的认知，一般来说：大脑主导着人体一切活动的器官，有超过 860 亿个神经元，是人类意识、精神、语言、学习、记忆或智慧等的物质基础。但如今神经科学家发现除了这个大脑以外，人类还有四个大脑。

2.第二个大脑，肠道。肠道是人体唯一一个在没有大脑监视的情况下，依然能独立工作的内脏器官。因为肠道内拥有自己的神经系统，不用大脑下达命令就能自主消化食物。肠道内的自主神经系统有着 5 亿个神经元，直接作用于人类的免疫系统，还能影响人的情绪。比如：当人们在生气时，会容易感到胃疼、腹痛，在悲伤时明显感觉到食欲下降，在受惊时还可能会出现屁滚尿流的情况。

3.第三个大脑，肠道菌群。目前，已有多项研究表明，肠道菌群可激活神经纤维或者通过调节宿主机体的免疫激素、神经化学系统，对宿主的大脑产生影响。影响主要是在宿主大脑的生物化学、神经还有行为方面；而通过菌群的存在或缺失还会影响到宿主的神经回路，对压力、焦虑或抑郁的控制能力。人体肠道内的正常微生物通常称肠道菌群。它们大约有 10 万亿个细菌，它们不仅能影响人的消化能力、自体的免疫能力，还和神经系统密切相关，对人体大脑或行为有着直接的影响作用。

4.第四个大脑，大脑中的微 RNA。大脑的发育和衰老，一直是科学家们的重点研究领域，最新科学研究发现，大脑的发育和衰老可能和微 RNA 有关。

微RNA(Micro RNA)是基因表达的重要调控物质，大脑在发育的时候很多基因受到微RNA等调控因子的影响，尤其是过氧化酶体蛋白，它对大脑的发育功能至关重要。给小鼠下丘脑注射人体干细胞可以分泌一种特别大量的微RNA，这种微RNA可以减轻压力和缓解炎症，使小鼠大脑在衰老过程中肌肉质量、耐心和学习记忆能力的下降有所减慢。

5.第五个大脑，心脏。最新研究发现，人类的心脏确实具有一定的思考和记忆功能。美国加州心脏学协会的医学家发现：心脏中有一种具有长期记忆和短期记忆能力的神经细胞，组成了一个微小但极为复杂的神经系统，而且该系统允许心脏具有某种自己的智力和记忆系统，可以不依靠大脑的指令而独立工作。因此，医学家们相信，人类的心脏远不只是一个向全身输送血液的泵，而是一个具有某种思考能力的智能器官。

注：以上材料全摘自《中外文摘》2019年第2期，玛多·马丁内斯撰写，林非编译。原文摘自《海外文摘》2018年第8期。

二、心脏移植手术后人(接受心脏者)的性格改变

著者第一次听到心脏移植术后人的行为改变，是在20世纪80年代，兰州市第一人民医院作了一例心脏移植手术。手术是成功的，但术后发现受者行为改变，原来的性格比较温和，术后变得暴躁。这种情况我听后很惊讶。究竟这是一种普遍现象还是偶发的，困扰了我近40年之久，直至21世纪看到玛多·马丁内斯的报道才解决了。报道说："在世界上，第一例心脏移植手术实施后的40年中，平均每10例接受换心脏的病人里，就有1人出现手术后性格改变的情况。"(材料来源同上)

三、心脏分泌出的四种荷尔蒙能自愈癌症

2018年美国南佛罗里达大学健康科学研究中心的首席科学家威斯利教授向全世界宣布："心脏可以分泌救人一命的荷尔蒙，它不仅在24h内杀死95%以上的癌细胞，而且对其他绝症也有极好的治疗效果！这四种荷尔蒙中，一种名叫缩氨酸荷尔蒙——也叫血管舒张因子的心脏分泌物可以在24h内杀死95%的胰腺癌细胞！最难能可贵的是：那仅剩的5%的癌细胞，其DNA的合成速度似乎也由此受到影响，它们将不会再扩散出新的癌细胞。这就意味着，心脏分泌的荷尔蒙能起

到彻底控制人体癌细胞的作用。"

　　注：以上资料来源于新浪博客2018年9月7日文章《美国科学家发现心脏分泌出的4种荷尔蒙能自愈癌症》，文章中只提到一种名叫缩氨酸荷尔蒙，其余3种未提到。

主要参考文献

1.湖北中医学院第二届西医学习中医班.从脏腑学说来看祖国医学的理论体系.北京：中医杂志，1962，第6号

2.陈璧琉，郑卓人.灵枢经白话解.北京：人民卫生出版社，1962

3.清·姚止庵.素问经注节解.北京：人民卫生出版社，1963

4.秦越人.难经集注.北京：人民卫生出版社，1956

5.明·张介宾.景岳全书：上册.上海：上海科学技术出版社，1959

6.许自诚.中医脏腑学说的研究与应用.兰州：甘肃科学技术出版社，1995

7.清·孙星衍校.华氏中藏经.北京：商务印书馆，1956

8.湖南省中医药研究所.《脾胃论》注释.北京：人民卫生出版社，1976

9.清·王孟英.叶香岩外感温热篇.//温病经纬.北京：人民卫生出版社，1956

10.成都中医学院.中药学讲义（中医学院试用教材——二版教材）.上海：上海科学技术出版社，1964

11.任应秋主编，林建德，许自诚副主编.中国医学百科全书　中医基础理论.上海：上海科学技术出版社，1989

12.许自诚.60年行医录.北京：人民军医出版社，2013

13.刘沈秋，马正中.62例老年患者临床病例解剖资料的中西医结合分析.北京：中西医结合杂志，1985：6

14.匡调元.中医病理学研究.上海：上海科学技术出版社，1980

15.杨麦青.脏腑学说是中医理论体系的核心.健康报，1963–5–8

16.许澎，许自诚.序一//许自诚中西医结合治病经验选集.兰州：甘肃民族出版社，2001

17.许自诚.中医学的科学内涵与中西医全面结合的理论探讨//许自诚中西医

结合理论与治验集.兰州：甘肃科学技术出版，2013

18.梁玉瑜传，陶宝廉录.医学问答.兰州：甘肃人民卫生出版社，1961

19.倪清.林兰中西医论治糖尿病组方思路.中国中医药报，2017-10-16

20.许自诚(李振英执笔).脏腑学说是中医理论体系的核心.北京：中国中医药报，2015-6-15

21.程运乾.实用中医内科学.西安：世界图书出版公司，1997

22.匡调元.太易心神学.北京：中国中医药出版社，2018

23.甘肃革命委员卫生局编（许自诚为主要主笔之一）.新编中医入门.兰州：甘肃人民出版社，1971

24.钱峻等.《伤寒论》"脏腑辨证"思想在中医诊断学中的价值//仲景学术研究.北京：学苑出版社，2003

25.许自诚.总论//伤寒论讲义.上海：上海科学技术出版社，1964

26.孙兴国.整体整合生理学医学新理论体系概述//呼吸调控新视野.北京：中国应用生理学杂志，2015：31(4)

27.清·唐容川.血证论.上海：上海人民出版社，1977

28.许自诚.悬壶验录.北京：人民卫生出版社，2018

附：许自诚著作

1.伤寒论讲义·总论(全国中医学院二版教材).上海：上海科学技术出版社，1964 年（主编）

2.新编中医入门.兰州：甘肃人民出版社，1971 年(主编之一)

3.实用中医内科学.上海：上海科学技术出版社，1985 年(编委)

4.中国医学百科全书·中医基础理论.上海：上海科学技术出版社，1989 年(副主编)

5.中医脏腑学说的研究与应用.兰州：甘肃科学技术出版社，1995 年(著)

6.许自诚中西医结合治病经验选集.兰州：甘肃民族出版社，2001 年(著)

7.许自诚中西医结合理论与治验集.兰州：甘肃科学技术出版社，2012 年(主编)

8.六十年行医录——许自诚中西医结合临床经验.北京：人民军医出版社，2013 年(著)

9.悬壶验录——许自诚脏腑学说理论与临床经验.北京：人民卫生出版社，2018 年(著)